Smärtloggbok

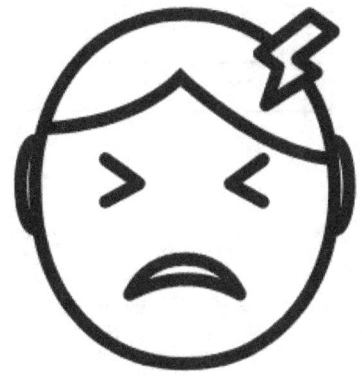

Den här boken hör till:

_____

_____

Premium loggbok för att registrera datum, energi, aktivitet, sömn, smärtnivå/område, måltider och många fler användbara saker.

Smärtloggbok

Datum :-	Mån	Tis	Ons	Tor	Fre	Lør	Søn

Smärtområde

Start	Slut		Kroppsplats	
Varaktighet			Framsida	Baksida
			Vänster	Höger

Svårighetsgrad									
1	2	3	4	5	6	7	8	9	10

Start	Slut		Kroppsplats	
Varaktighet			Framsida	Baksida
			Vänster	Höger

Svårighetsgrad									
1	2	3	4	5	6	7	8	9	10

Start	Slut		Kroppsplats	
Varaktighet			Framsida	Baksida
			Vänster	Höger

Svårighetsgrad									
1	2	3	4	5	6	7	8	9	10

Energi
☆ ☆ ☆ ☆ ☆

Aktivitet
☆ ☆ ☆ ☆ ☆

Sömn
☆ ☆ ☆ ☆ ☆

Andra symtom	Utlösare	Hjälpåtgärder

Kommentarer

Smärtloggbok

Datum :-	Mån	Tis	Ons	Tor	Fre	Lør	Søn

Smärtområde

Start	Slut

Varaktighet

Kroppsplats	
Framsida	Baksida
Vänster	Höger

Svårighetsgrad									
1	2	3	4	5	6	7	8	9	10

Start	Slut

Varaktighet

Kroppsplats	
Framsida	Baksida
Vänster	Höger

Svårighetsgrad									
1	2	3	4	5	6	7	8	9	10

Start	Slut

Varaktighet

Kroppsplats	
Framsida	Baksida
Vänster	Höger

Svårighetsgrad									
1	2	3	4	5	6	7	8	9	10

Energi
☆ ☆ ☆ ☆ ☆

Aktivitet
☆ ☆ ☆ ☆ ☆

Sömn
☆ ☆ ☆ ☆ ☆

Andra symtom	Utlösare	Hjälpåtgärder

Kommentarer

Smärtloggbok

Datum :-	Mån	Tis	Ons	Tor	Fre	Lør	Søn

Smärtområde

Start	Slut
Varaktighet	

Kroppsplats	
Framsida	Baksida
Vänster	Höger

Svårighetsgrad									
1	2	3	4	5	6	7	8	9	10

Start	Slut
Varaktighet	

Kroppsplats	
Framsida	Baksida
Vänster	Höger

Svårighetsgrad									
1	2	3	4	5	6	7	8	9	10

Start	Slut
Varaktighet	

Kroppsplats	
Framsida	Baksida
Vänster	Höger

Svårighetsgrad									
1	2	3	4	5	6	7	8	9	10

Energi
☆ ☆ ☆ ☆ ☆

Aktivitet
☆ ☆ ☆ ☆ ☆

Sömn
☆ ☆ ☆ ☆ ☆

Andra symtom	Utlösare	Hjälpåtgärder

Kommentarer

Smärtloggbok

Datum :-	Mån	Tis	Ons	Tor	Fre	Lør	Søn

Smärtområde

Start	Slut		Kroppsplats	
Varaktighet			Framsida	Baksida
			Vänster	Höger

Svårighetsgrad									
1	2	3	4	5	6	7	8	9	10

Start	Slut		Kroppsplats	
Varaktighet			Framsida	Baksida
			Vänster	Höger

Svårighetsgrad									
1	2	3	4	5	6	7	8	9	10

Start	Slut		Kroppsplats	
Varaktighet			Framsida	Baksida
			Vänster	Höger

Svårighetsgrad									
1	2	3	4	5	6	7	8	9	10

Energi
☆ ☆ ☆ ☆ ☆

Aktivitet
☆ ☆ ☆ ☆ ☆

Sömn
☆ ☆ ☆ ☆ ☆

Andra symtom	Utlösare	Hjälpåtgärder

Kommentarer

Smärtloggbok

Datum :-		Mån	Tis	Ons	Tor	Fre	Lør	Søn

Smärtområde

Start	Slut
Varaktighet	

Kroppsplats	
Framsida	Baksida
Vänster	Höger

Svårighetsgrad										
1	2	3	4	5	6	7	8	9	10

Start	Slut
Varaktighet	

Kroppsplats	
Framsida	Baksida
Vänster	Höger

Svårighetsgrad										
1	2	3	4	5	6	7	8	9	10

Start	Slut
Varaktighet	

Kroppsplats	
Framsida	Baksida
Vänster	Höger

Svårighetsgrad										
1	2	3	4	5	6	7	8	9	10

Energi
☆ ☆ ☆ ☆ ☆

Aktivitet
☆ ☆ ☆ ☆ ☆

Sömn
☆ ☆ ☆ ☆ ☆

Andra symtom	Utlösare	Hjälpåtgärder

Kommentarer

Smärtloggbok

Datum :-	Mån	Tis	Ons	Tor	Fre	Lør	Søn

Smärtområde

Start	Slut		Kroppsplats	
Varaktighet			Framsida	Baksida
			Vänster	Höger

Svårighetsgrad									
1	2	3	4	5	6	7	8	9	10

Start	Slut		Kroppsplats	
Varaktighet			Framsida	Baksida
			Vänster	Höger

Svårighetsgrad									
1	2	3	4	5	6	7	8	9	10

Start	Slut		Kroppsplats	
Varaktighet			Framsida	Baksida
			Vänster	Höger

Svårighetsgrad									
1	2	3	4	5	6	7	8	9	10

Energi
☆ ☆ ☆ ☆ ☆

Aktivitet
☆ ☆ ☆ ☆ ☆

Sömn
☆ ☆ ☆ ☆ ☆

Andra symtom	Utlösare	Hjälpåtgärder

Kommentarer

Smärtloggbok

Datum :-		Mån	Tis	Ons	Tor	Fre	Lør	Søn

Smärtområde

Start	Slut

Varaktighet

Kroppsplats	
Framsida	Baksida
Vänster	Höger

Svårighetsgrad									
1	2	3	4	5	6	7	8	9	10

Start	Slut

Varaktighet

Kroppsplats	
Framsida	Baksida
Vänster	Höger

Svårighetsgrad									
1	2	3	4	5	6	7	8	9	10

Start	Slut

Varaktighet

Kroppsplats	
Framsida	Baksida
Vänster	Höger

Svårighetsgrad									
1	2	3	4	5	6	7	8	9	10

Energi
☆ ☆ ☆ ☆ ☆

Aktivitet
☆ ☆ ☆ ☆ ☆

Sömn
☆ ☆ ☆ ☆ ☆

Andra symtom	Utlösare	Hjälpåtgärder

Kommentarer

Smärtloggbok

Datum :- | Mån | Tis | Ons | Tor | Fre | Lør | Søn

Smärtområde

Start	Slut
Varaktighet	

Kroppsplats	
Framsida	Baksida
Vänster	Höger

Svårighetsgrad									
1	2	3	4	5	6	7	8	9	10

Start	Slut
Varaktighet	

Kroppsplats	
Framsida	Baksida
Vänster	Höger

Svårighetsgrad									
1	2	3	4	5	6	7	8	9	10

Start	Slut
Varaktighet	

Kroppsplats	
Framsida	Baksida
Vänster	Höger

Svårighetsgrad									
1	2	3	4	5	6	7	8	9	10

Energi
☆ ☆ ☆ ☆ ☆

Aktivitet
☆ ☆ ☆ ☆ ☆

Sömn
☆ ☆ ☆ ☆ ☆

Andra symtom	Utlösare	Hjälpåtgärder

Kommentarer

Smärtloggbok

Datum :-		Mån	Tis	Ons	Tor	Fre	Lør	Søn

Smärtområde

Start	Slut

Varaktighet

Kroppsplats	
Framsida	Baksida
Vänster	Höger

Svårighetsgrad									
1	2	3	4	5	6	7	8	9	10

Start	Slut

Varaktighet

Kroppsplats	
Framsida	Baksida
Vänster	Höger

Svårighetsgrad									
1	2	3	4	5	6	7	8	9	10

Start	Slut

Varaktighet

Kroppsplats	
Framsida	Baksida
Vänster	Höger

Svårighetsgrad									
1	2	3	4	5	6	7	8	9	10

Energi
☆ ☆ ☆ ☆

Aktivitet
☆ ☆ ☆ ☆

Sömn
☆ ☆ ☆ ☆

Andra symtom	Utlösare	Hjälpåtgärder

Kommentarer

Smärtloggbok

Datum :-		Mån	Tis	Ons	Tor	Fre	Lør	Søn

Smärtområde

Start	Slut		Kroppsplats	
Varaktighet			Framsida	Baksida
			Vänster	Höger

Svårighetsgrad									
1	2	3	4	5	6	7	8	9	10

Start	Slut		Kroppsplats	
Varaktighet			Framsida	Baksida
			Vänster	Höger

Svårighetsgrad									
1	2	3	4	5	6	7	8	9	10

Energi
☆ ☆ ☆ ☆ ☆

Aktivitet
☆ ☆ ☆ ☆ ☆

Sömn
☆ ☆ ☆ ☆ ☆

Start	Slut		Kroppsplats	
Varaktighet			Framsida	Baksida
			Vänster	Höger

Svårighetsgrad									
1	2	3	4	5	6	7	8	9	10

Andra symtom	Utlösare	Hjälpåtgärder

Kommentarer

Smärtloggbok

Datum :-	Mån	Tis	Ons	Tor	Fre	Lør	Søn

Smärtområde

Start	Slut
Varaktighet	

Kroppsplats	
Framsida	Baksida
Vänster	Höger

Svårighetsgrad									
1	2	3	4	5	6	7	8	9	10

Start	Slut
Varaktighet	

Kroppsplats	
Framsida	Baksida
Vänster	Höger

Svårighetsgrad									
1	2	3	4	5	6	7	8	9	10

Start	Slut
Varaktighet	

Kroppsplats	
Framsida	Baksida
Vänster	Höger

Svårighetsgrad									
1	2	3	4	5	6	7	8	9	10

Energi
☆ ☆ ☆ ☆ ☆

Aktivitet
☆ ☆ ☆ ☆ ☆

Sömn
☆ ☆ ☆ ☆ ☆

Andra symtom	Utlösare	Hjälpåtgärder

Kommentarer

Smärtloggbok

Datum :-	Mån	Tis	Ons	Tor	Fre	Lør	Søn

Smärtområde

Start	Slut
Varaktighet	

Kroppsplats	
Framsida	Baksida
Vänster	Höger

Svårighetsgrad										
1	2	3	4	5	6	7	8	9	10	

Start	Slut
Varaktighet	

Kroppsplats	
Framsida	Baksida
Vänster	Höger

Svårighetsgrad										
1	2	3	4	5	6	7	8	9	10	

Energi
☆ ☆ ☆ ☆ ☆

Aktivitet
☆ ☆ ☆ ☆ ☆

Sömn
☆ ☆ ☆ ☆ ☆

Start	Slut
Varaktighet	

Kroppsplats	
Framsida	Baksida
Vänster	Höger

Svårighetsgrad										
1	2	3	4	5	6	7	8	9	10	

Andra symtom	Utlösare	Hjälpåtgärder

Kommentarer

Smärtloggbok

Datum :-		Mån	Tis	Ons	Tor	Fre	Lør	Søn

Smärtområde

Start	Slut

Varaktighet

Kroppsplats	
Framsida	Baksida
Vänster	Höger

Svårighetsgrad
1	2	3	4	5	6	7	8	9	10

Start	Slut

Varaktighet

Kroppsplats	
Framsida	Baksida
Vänster	Höger

Svårighetsgrad
1	2	3	4	5	6	7	8	9	10

Start	Slut

Varaktighet

Kroppsplats	
Framsida	Baksida
Vänster	Höger

Svårighetsgrad
1	2	3	4	5	6	7	8	9	10

Energi
☆ ☆ ☆ ☆

Aktivitet
☆ ☆ ☆ ☆

Sömn
☆ ☆ ☆ ☆

Andra symtom	Utlösare	Hjälpåtgärder

Kommentarer

Smärtloggbok

Datum :-	Mån	Tis	Ons	Tor	Fre	Lør	Søn

Smärtområde

Start	Slut
Varaktighet	

Kroppsplats	
Framsida	Baksida
Vänster	Höger

Svårighetsgrad										
1	2	3	4	5	6	7	8	9	10	

Start	Slut
Varaktighet	

Kroppsplats	
Framsida	Baksida
Vänster	Höger

Svårighetsgrad										
1	2	3	4	5	6	7	8	9	10	

Start	Slut
Varaktighet	

Kroppsplats	
Framsida	Baksida
Vänster	Höger

Energi
☆ ☆ ☆ ☆ ☆

Aktivitet
☆ ☆ ☆ ☆ ☆

Sömn
☆ ☆ ☆ ☆ ☆

Svårighetsgrad										
1	2	3	4	5	6	7	8	9	10	

Andra symtom	Utlösare	Hjälpåtgärder

Kommentarer

Smärtloggbok

Datum :-	Mån	Tis	Ons	Tor	Fre	Lør	Søn

Smärtområde

Start	Slut		Kroppsplats	
Varaktighet			Framsida	Baksida
			Vänster	Höger

Svårighetsgrad									
1	2	3	4	5	6	7	8	9	10

Start	Slut		Kroppsplats	
Varaktighet			Framsida	Baksida
			Vänster	Höger

Svårighetsgrad									
1	2	3	4	5	6	7	8	9	10

Start	Slut		Kroppsplats	
Varaktighet			Framsida	Baksida
			Vänster	Höger

Svårighetsgrad									
1	2	3	4	5	6	7	8	9	10

Energi
☆ ☆ ☆ ☆

Aktivitet
☆ ☆ ☆ ☆

Sömn
☆ ☆ ☆ ☆

Andra symtom	Utlösare	Hjälpåtgärder

Kommentarer

Smärtloggbok

Datum :-	Mån	Tis	Ons	Tor	Fre	Lør	Søn

Smärtområde

Start	Slut		Kroppsplats	
Varaktighet			Framsida	Baksida
			Vänster	Höger

Svårighetsgrad									
1	2	3	4	5	6	7	8	9	10

Start	Slut		Kroppsplats	
Varaktighet			Framsida	Baksida
			Vänster	Höger

Svårighetsgrad									
1	2	3	4	5	6	7	8	9	10

Start	Slut		Kroppsplats	
Varaktighet			Framsida	Baksida
			Vänster	Höger

Svårighetsgrad									
1	2	3	4	5	6	7	8	9	10

Energi
☆ ☆ ☆ ☆ ☆

Aktivitet
☆ ☆ ☆ ☆ ☆

Sömn
☆ ☆ ☆ ☆ ☆

Andra symtom	Utlösare	Hjälpåtgärder

Kommentarer

Smärtloggbok

Datum :-	Mån	Tis	Ons	Tor	Fre	Lør	Søn

Smärtområde

Start	Slut
Varaktighet	

Kroppsplats	
Framsida	Baksida
Vänster	Höger

Svårighetsgrad
1	2	3	4	5	6	7	8	9	10

Start	Slut
Varaktighet	

Kroppsplats	
Framsida	Baksida
Vänster	Höger

Svårighetsgrad
1	2	3	4	5	6	7	8	9	10

Start	Slut
Varaktighet	

Kroppsplats	
Framsida	Baksida
Vänster	Höger

Svårighetsgrad
1	2	3	4	5	6	7	8	9	10

Energi
☆ ☆ ☆ ☆ ☆

Aktivitet
☆ ☆ ☆ ☆ ☆

Sömn
☆ ☆ ☆ ☆ ☆

Andra symtom	Utlösare	Hjälpåtgärder

Kommentarer

Smärtloggbok

Datum :-	Mån	Tis	Ons	Tor	Fre	Lør	Søn

Smärtområde

Start	Slut
Varaktighet	

Kroppsplats	
Framsida	Baksida
Vänster	Höger

Svårighetsgrad									
1	2	3	4	5	6	7	8	9	10

Start	Slut
Varaktighet	

Kroppsplats	
Framsida	Baksida
Vänster	Höger

Svårighetsgrad									
1	2	3	4	5	6	7	8	9	10

Start	Slut
Varaktighet	

Kroppsplats	
Framsida	Baksida
Vänster	Höger

Energi
☆ ☆ ☆ ☆ ☆

Aktivitet
☆ ☆ ☆ ☆ ☆

Sömn
☆ ☆ ☆ ☆ ☆

Svårighetsgrad									
1	2	3	4	5	6	7	8	9	10

Andra symtom	Utlösare	Hjälpåtgärder

Kommentarer

Smärtloggbok

Datum :-	Mån	Tis	Ons	Tor	Fre	Lør	Søn

Smärtområde

Start	Slut

Varaktighet

Kroppsplats	
Framsida	Baksida
Vänster	Höger

Svårighetsgrad									
1	2	3	4	5	6	7	8	9	10

Start	Slut

Varaktighet

Kroppsplats	
Framsida	Baksida
Vänster	Höger

Svårighetsgrad									
1	2	3	4	5	6	7	8	9	10

Start	Slut

Varaktighet

Kroppsplats	
Framsida	Baksida
Vänster	Höger

Svårighetsgrad									
1	2	3	4	5	6	7	8	9	10

Energi
☆ ☆ ☆ ☆ ☆

Aktivitet
☆ ☆ ☆ ☆ ☆

Sömn
☆ ☆ ☆ ☆ ☆

Andra symtom	Utlösare	Hjälpåtgärder

Kommentarer

Smärtloggbok

Datum :-	Mån	Tis	Ons	Tor	Fre	Lør	Søn

Smärtområde

Start	Slut	Kroppsplats	
Varaktighet		Framsida	Baksida
		Vänster	Höger

Svårighetsgrad
1	2	3	4	5	6	7	8	9	10

Start	Slut	Kroppsplats	
Varaktighet		Framsida	Baksida
		Vänster	Höger

Svårighetsgrad
1	2	3	4	5	6	7	8	9	10

Start	Slut	Kroppsplats	
Varaktighet		Framsida	Baksida
		Vänster	Höger

Svårighetsgrad
1	2	3	4	5	6	7	8	9	10

Energi
☆ ☆ ☆ ☆ ☆

Aktivitet
☆ ☆ ☆ ☆ ☆

Sömn
☆ ☆ ☆ ☆ ☆

Andra symtom	Utlösare	Hjälpåtgärder

Kommentarer

Smärtloggbok

Datum :-	Mån	Tis	Ons	Tor	Fre	Lør	Søn

Smärtområde

Start	Slut		Kroppsplats	
Varaktighet			Framsida	Baksida
			Vänster	Höger

Svårighetsgrad									
1	2	3	4	5	6	7	8	9	10

Start	Slut		Kroppsplats	
Varaktighet			Framsida	Baksida
			Vänster	Höger

Svårighetsgrad									
1	2	3	4	5	6	7	8	9	10

Start	Slut		Kroppsplats	
Varaktighet			Framsida	Baksida
			Vänster	Höger

Svårighetsgrad									
1	2	3	4	5	6	7	8	9	10

Energi
☆ ☆ ☆ ☆ ☆

Aktivitet
☆ ☆ ☆ ☆ ☆

Sömn
☆ ☆ ☆ ☆ ☆

Andra symtom	Utlösare	Hjälpåtgärder

Kommentarer

Smärtloggbok

Datum :-	Mån	Tis	Ons	Tor	Fre	Lør	Søn

Smärtområde

Start	Slut

Varaktighet

Kroppsplats	
Framsida	Baksida
Vänster	Höger

Svårighetsgrad									
1	2	3	4	5	6	7	8	9	10

Start	Slut

Varaktighet

Kroppsplats	
Framsida	Baksida
Vänster	Höger

Svårighetsgrad									
1	2	3	4	5	6	7	8	9	10

Start	Slut

Varaktighet

Kroppsplats	
Framsida	Baksida
Vänster	Höger

Svårighetsgrad									
1	2	3	4	5	6	7	8	9	10

Energi
☆ ☆ ☆ ☆ ☆

Aktivitet
☆ ☆ ☆ ☆ ☆

Sömn
☆ ☆ ☆ ☆ ☆

Andra symtom	Utlösare	Hjälpåtgärder

Kommentarer

Smärtloggbok

Datum :-		Mån	Tis	Ons	Tor	Fre	Lør	Søn

Smärtområde

Start	Slut

Varaktighet

Kroppsplats	
Framsida	Baksida
Vänster	Höger

Svårighetsgrad									
1	2	3	4	5	6	7	8	9	10

Start	Slut

Varaktighet

Kroppsplats	
Framsida	Baksida
Vänster	Höger

Svårighetsgrad									
1	2	3	4	5	6	7	8	9	10

Start	Slut

Varaktighet

Kroppsplats	
Framsida	Baksida
Vänster	Höger

Svårighetsgrad									
1	2	3	4	5	6	7	8	9	10

Energi
☆ ☆ ☆ ☆ ☆

Aktivitet
☆ ☆ ☆ ☆ ☆

Sömn
☆ ☆ ☆ ☆ ☆

Andra symtom	Utlösare	Hjälpåtgärder

Kommentarer

Smärtloggbok

Datum :-	Mån	Tis	Ons	Tor	Fre	Lør	Søn

Smärtområde

Start	Slut	Kroppsplats	
Varaktighet		Framsida	Baksida
		Vänster	Höger

Svårighetsgrad									
1	2	3	4	5	6	7	8	9	10

Start	Slut	Kroppsplats	
Varaktighet		Framsida	Baksida
		Vänster	Höger

Svårighetsgrad									
1	2	3	4	5	6	7	8	9	10

Energi
☆ ☆ ☆ ☆ ☆

Aktivitet
☆ ☆ ☆ ☆ ☆

Sömn
☆ ☆ ☆ ☆ ☆

Start	Slut	Kroppsplats	
Varaktighet		Framsida	Baksida
		Vänster	Höger

Svårighetsgrad									
1	2	3	4	5	6	7	8	9	10

Andra symtom	Utlösare	Hjälpåtgärder

Kommentarer

Smärtloggbok

Datum :-	Mån	Tis	Ons	Tor	Fre	Lør	Søn

Smärtområde

Start	Slut

Varaktighet

Kroppsplats

Framsida	Baksida
Vänster	Höger

Svårighetsgrad									
1	2	3	4	5	6	7	8	9	10

Start	Slut

Varaktighet

Kroppsplats

Framsida	Baksida
Vänster	Höger

Svårighetsgrad									
1	2	3	4	5	6	7	8	9	10

Start	Slut

Varaktighet

Kroppsplats

Framsida	Baksida
Vänster	Höger

Svårighetsgrad									
1	2	3	4	5	6	7	8	9	10

Energi
☆ ☆ ☆ ☆ ☆

Aktivitet
☆ ☆ ☆ ☆ ☆

Sömn
☆ ☆ ☆ ☆ ☆

Andra symtom	Utlösare	Hjälpåtgärder

Kommentarer

Smärtloggbok

Datum :-	Mån	Tis	Ons	Tor	Fre	Lør	Søn

Smärtområde

Start	Slut
Varaktighet	

Kroppsplats	
Framsida	Baksida
Vänster	Höger

Svårighetsgrad										
1	2	3	4	5	6	7	8	9	10

Start	Slut
Varaktighet	

Kroppsplats	
Framsida	Baksida
Vänster	Höger

Svårighetsgrad										
1	2	3	4	5	6	7	8	9	10

Start	Slut
Varaktighet	

Kroppsplats	
Framsida	Baksida
Vänster	Höger

Svårighetsgrad										
1	2	3	4	5	6	7	8	9	10

Energi
☆ ☆ ☆ ☆ ☆

Aktivitet
☆ ☆ ☆ ☆ ☆

Sömn
☆ ☆ ☆ ☆ ☆

Andra symtom	Utlösare	Hjälpåtgärder

Kommentarer

Smärtloggbok

Datum :-	Mån	Tis	Ons	Tor	Fre	Lør	Søn

Smärtområde

Start	Slut

Varaktighet

Kroppsplats

Framsida	Baksida
Vänster	Höger

Svårighetsgrad
1	2	3	4	5	6	7	8	9	10

Start	Slut

Varaktighet

Kroppsplats

Framsida	Baksida
Vänster	Höger

Svårighetsgrad
1	2	3	4	5	6	7	8	9	10

Start	Slut

Varaktighet

Kroppsplats

Framsida	Baksida
Vänster	Höger

Svårighetsgrad
1	2	3	4	5	6	7	8	9	10

Energi
☆ ☆ ☆ ☆ ☆

Aktivitet
☆ ☆ ☆ ☆ ☆

Sömn
☆ ☆ ☆ ☆ ☆

Andra symtom	Utlösare	Hjälpåtgärder

Kommentarer

Smärtloggbok

Datum :-	Mån	Tis	Ons	Tor	Fre	Lør	Søn

Smärtområde

Start	Slut

Varaktighet

Kroppsplats	
Framsida	Baksida
Vänster	Höger

Svårighetsgrad									
1	2	3	4	5	6	7	8	9	10

Start	Slut

Varaktighet

Kroppsplats	
Framsida	Baksida
Vänster	Höger

Svårighetsgrad									
1	2	3	4	5	6	7	8	9	10

Start	Slut

Varaktighet

Kroppsplats	
Framsida	Baksida
Vänster	Höger

Svårighetsgrad									
1	2	3	4	5	6	7	8	9	10

Energi
☆ ☆ ☆ ☆ ☆

Aktivitet
☆ ☆ ☆ ☆ ☆

Sömn
☆ ☆ ☆ ☆ ☆

Andra symtom	Utlösare	Hjälpåtgärder

Kommentarer

Smärtloggbok

Datum :-	Mån	Tis	Ons	Tor	Fre	Lør	Søn

Smärtområde

Start	Slut		Kroppsplats	
Varaktighet			Framsida	Baksida
			Vänster	Höger

Svårighetsgrad									
1	2	3	4	5	6	7	8	9	10

Start	Slut		Kroppsplats	
Varaktighet			Framsida	Baksida
			Vänster	Höger

Svårighetsgrad									
1	2	3	4	5	6	7	8	9	10

Start	Slut		Kroppsplats	
Varaktighet			Framsida	Baksida
			Vänster	Höger

Svårighetsgrad									
1	2	3	4	5	6	7	8	9	10

Energi
☆ ☆ ☆ ☆ ☆

Aktivitet
☆ ☆ ☆ ☆ ☆

Sömn
☆ ☆ ☆ ☆ ☆

Andra symtom	Utlösare	Hjälpåtgärder

Kommentarer

Smärtloggbok

Datum :- | Mån | Tis | Ons | Tor | Fre | Lør | Søn

Smärtområde

Start	Slut

Varaktighet

Kroppsplats	
Framsida	Baksida
Vänster	Höger

Svårighetsgrad									
1	2	3	4	5	6	7	8	9	10

Start	Slut

Varaktighet

Kroppsplats	
Framsida	Baksida
Vänster	Höger

Svårighetsgrad									
1	2	3	4	5	6	7	8	9	10

Start	Slut

Varaktighet

Kroppsplats	
Framsida	Baksida
Vänster	Höger

Svårighetsgrad									
1	2	3	4	5	6	7	8	9	10

Energi
☆ ☆ ☆ ☆ ☆

Aktivitet
☆ ☆ ☆ ☆ ☆

Sömn
☆ ☆ ☆ ☆ ☆

Andra symtom	Utlösare	Hjälpåtgärder

Kommentarer

Smärtloggbok

Datum :-		Mån	Tis	Ons	Tor	Fre	Lør	Søn

Smärtområde

Start	Slut
Varaktighet	

Kroppsplats	
Framsida	Baksida
Vänster	Höger

Svårighetsgrad									
1	2	3	4	5	6	7	8	9	10

Start	Slut
Varaktighet	

Kroppsplats	
Framsida	Baksida
Vänster	Höger

Svårighetsgrad									
1	2	3	4	5	6	7	8	9	10

Energi
☆ ☆ ☆ ☆ ☆
Aktivitet
☆ ☆ ☆ ☆ ☆
Sömn
☆ ☆ ☆ ☆ ☆

Start	Slut
Varaktighet	

Kroppsplats	
Framsida	Baksida
Vänster	Höger

Svårighetsgrad									
1	2	3	4	5	6	7	8	9	10

Andra symtom	Utlösare	Hjälpåtgärder

Kommentarer

Smärtloggbok

Datum :-	Mån	Tis	Ons	Tor	Fre	Lør	Søn

Smärtområde

Start	Slut	Kroppsplats	
Varaktighet		Framsida	Baksida
		Vänster	Höger

Svårighetsgrad									
1	2	3	4	5	6	7	8	9	10

Start	Slut	Kroppsplats	
Varaktighet		Framsida	Baksida
		Vänster	Höger

Svårighetsgrad									
1	2	3	4	5	6	7	8	9	10

Start	Slut	Kroppsplats	
Varaktighet		Framsida	Baksida
		Vänster	Höger

Svårighetsgrad									
1	2	3	4	5	6	7	8	9	10

Energi
☆ ☆ ☆ ☆ ☆

Aktivitet
☆ ☆ ☆ ☆ ☆

Sömn
☆ ☆ ☆ ☆ ☆

Andra symtom	Utlösare	Hjälpåtgärder

Kommentarer

Smärtloggbok

Datum :-	Mån	Tis	Ons	Tor	Fre	Lør	Søn

Smärtområde

Start	Slut
Varaktighet	

Kroppsplats	
Framsida	Baksida
Vänster	Höger

Svårighetsgrad									
1	2	3	4	5	6	7	8	9	10

Start	Slut
Varaktighet	

Kroppsplats	
Framsida	Baksida
Vänster	Höger

Svårighetsgrad									
1	2	3	4	5	6	7	8	9	10

Start	Slut
Varaktighet	

Kroppsplats	
Framsida	Baksida
Vänster	Höger

Svårighetsgrad									
1	2	3	4	5	6	7	8	9	10

Energi
☆ ☆ ☆ ☆ ☆

Aktivitet
☆ ☆ ☆ ☆ ☆

Sömn
☆ ☆ ☆ ☆ ☆

Andra symtom	Utlösare	Hjälpåtgärder

Kommentarer

Smärtloggbok

Datum :- | Mån | Tis | Ons | Tor | Fre | Lør | Søn

Smärtområde

Start	Slut
Varaktighet	

Kroppsplats	
Framsida	Baksida
Vänster	Höger

Svårighetsgrad									
1	2	3	4	5	6	7	8	9	10

Start	Slut
Varaktighet	

Kroppsplats	
Framsida	Baksida
Vänster	Höger

Svårighetsgrad									
1	2	3	4	5	6	7	8	9	10

Energi
☆ ☆ ☆ ☆ ☆

Aktivitet
☆ ☆ ☆ ☆ ☆

Sömn
☆ ☆ ☆ ☆ ☆

Start	Slut
Varaktighet	

Kroppsplats	
Framsida	Baksida
Vänster	Höger

Svårighetsgrad									
1	2	3	4	5	6	7	8	9	10

Andra symtom	Utlösare	Hjälpåtgärder

Kommentarer

Smärtloggbok

Datum :-		Mån	Tis	Ons	Tor	Fre	Lør	Søn

Smärtområde

Start	Slut
Varaktighet	

Kroppsplats	
Framsida	Baksida
Vänster	Höger

Svårighetsgrad									
1	2	3	4	5	6	7	8	9	10

Start	Slut
Varaktighet	

Kroppsplats	
Framsida	Baksida
Vänster	Höger

Svårighetsgrad									
1	2	3	4	5	6	7	8	9	10

Start	Slut
Varaktighet	

Kroppsplats	
Framsida	Baksida
Vänster	Höger

Svårighetsgrad									
1	2	3	4	5	6	7	8	9	10

Energi
☆ ☆ ☆ ☆

Aktivitet
☆ ☆ ☆ ☆

Sömn
☆ ☆ ☆ ☆

Andra symtom	Utlösare	Hjälpåtgärder

Kommentarer

Smärtloggbok

Datum :-		Mån	Tis	Ons	Tor	Fre	Lør	Søn

Smärtområde

Start	Slut
Varaktighet	

Kroppsplats	
Framsida	Baksida
Vänster	Höger

Svårighetsgrad									
1	2	3	4	5	6	7	8	9	10

Start	Slut
Varaktighet	

Kroppsplats	
Framsida	Baksida
Vänster	Höger

Svårighetsgrad									
1	2	3	4	5	6	7	8	9	10

Start	Slut
Varaktighet	

Kroppsplats	
Framsida	Baksida
Vänster	Höger

Svårighetsgrad									
1	2	3	4	5	6	7	8	9	10

Energi
☆ ☆ ☆ ☆ ☆

Aktivitet
☆ ☆ ☆ ☆ ☆

Sömn
☆ ☆ ☆ ☆ ☆

Andra symtom	Utlösare	Hjälpåtgärder

Kommentarer

Smärtloggbok

Datum :-		Mån	Tis	Ons	Tor	Fre	Lør	Søn

Smärtområde

Start	Slut

Varaktighet

Kroppsplats	
Framsida	Baksida
Vänster	Höger

Svårighetsgrad									
1	2	3	4	5	6	7	8	9	10

Start	Slut

Varaktighet

Kroppsplats	
Framsida	Baksida
Vänster	Höger

Svårighetsgrad									
1	2	3	4	5	6	7	8	9	10

Start	Slut

Varaktighet

Kroppsplats	
Framsida	Baksida
Vänster	Höger

Svårighetsgrad									
1	2	3	4	5	6	7	8	9	10

Energi
☆ ☆ ☆ ☆ ☆

Aktivitet
☆ ☆ ☆ ☆ ☆

Sömn
☆ ☆ ☆ ☆ ☆

Andra symtom	Utlösare	Hjälpåtgärder

Kommentarer

Smärtloggbok

Datum :-		Mån	Tis	Ons	Tor	Fre	Lør	Søn

Smärtområde

Start	Slut

Varaktighet

Kroppsplats

Framsida	Baksida
Vänster	Höger

Svårighetsgrad

1	2	3	4	5	6	7	8	9	10

Start	Slut

Varaktighet

Kroppsplats

Framsida	Baksida
Vänster	Höger

Svårighetsgrad

1	2	3	4	5	6	7	8	9	10

Start	Slut

Varaktighet

Kroppsplats

Framsida	Baksida
Vänster	Höger

Svårighetsgrad

1	2	3	4	5	6	7	8	9	10

Energi
☆ ☆ ☆ ☆ ☆

Aktivitet
☆ ☆ ☆ ☆ ☆

Sömn
☆ ☆ ☆ ☆ ☆

Andra symtom	Utlösare	Hjälpåtgärder

Kommentarer

Smärtloggbok

Datum :-	Mån	Tis	Ons	Tor	Fre	Lør	Søn

Smärtområde

Start	Slut		Kroppsplats	
Varaktighet			Framsida	Baksida
			Vänster	Höger

Svårighetsgrad									
1	2	3	4	5	6	7	8	9	10

Start	Slut		Kroppsplats	
Varaktighet			Framsida	Baksida
			Vänster	Höger

Svårighetsgrad									
1	2	3	4	5	6	7	8	9	10

Start	Slut		Kroppsplats	
Varaktighet			Framsida	Baksida
			Vänster	Höger

Svårighetsgrad									
1	2	3	4	5	6	7	8	9	10

Energi
☆ ☆ ☆ ☆ ☆

Aktivitet
☆ ☆ ☆ ☆ ☆

Sömn
☆ ☆ ☆ ☆ ☆

Andra symtom	Utlösare	Hjälpåtgärder

Kommentarer

Smärtloggbok

Datum :-	Mån	Tis	Ons	Tor	Fre	Lør	Søn

Smärtområde

Start	Slut

Varaktighet

Kroppsplats	
Framsida	Baksida
Vänster	Höger

Svårighetsgrad									
1	2	3	4	5	6	7	8	9	10

Start	Slut

Varaktighet

Kroppsplats	
Framsida	Baksida
Vänster	Höger

Svårighetsgrad									
1	2	3	4	5	6	7	8	9	10

Start	Slut

Varaktighet

Kroppsplats	
Framsida	Baksida
Vänster	Höger

Svårighetsgrad									
1	2	3	4	5	6	7	8	9	10

Energi
☆ ☆ ☆ ☆ ☆

Aktivitet
☆ ☆ ☆ ☆ ☆

Sömn
☆ ☆ ☆ ☆ ☆

Andra symtom	Utlösare	Hjälpåtgärder

Kommentarer

Smärtloggbok

Datum :-	Mån	Tis	Ons	Tor	Fre	Lør	Søn

Smärtområde

Start	Slut		Kroppsplats	
Varaktighet			Framsida	Baksida
			Vänster	Höger

Svårighetsgrad									
1	2	3	4	5	6	7	8	9	10

Start	Slut		Kroppsplats	
Varaktighet			Framsida	Baksida
			Vänster	Höger

Svårighetsgrad									
1	2	3	4	5	6	7	8	9	10

Energi
☆ ☆ ☆ ☆ ☆

Aktivitet
☆ ☆ ☆ ☆ ☆

Sömn
☆ ☆ ☆ ☆ ☆

Start	Slut		Kroppsplats	
Varaktighet			Framsida	Baksida
			Vänster	Höger

Svårighetsgrad									
1	2	3	4	5	6	7	8	9	10

Andra symtom	Utlösare	Hjälpåtgärder

Kommentarer

Smärtloggbok

Datum :-		Mån	Tis	Ons	Tor	Fre	Lør	Søn

Smärtområde

Start	Slut	Kroppsplats	
Varaktighet		Framsida	Baksida
		Vänster	Höger

Svårighetsgrad									
1	2	3	4	5	6	7	8	9	10

Start	Slut	Kroppsplats	
Varaktighet		Framsida	Baksida
		Vänster	Höger

Svårighetsgrad									
1	2	3	4	5	6	7	8	9	10

Start	Slut	Kroppsplats	
Varaktighet		Framsida	Baksida
		Vänster	Höger

Svårighetsgrad									
1	2	3	4	5	6	7	8	9	10

Energi
☆ ☆ ☆ ☆ ☆

Aktivitet
☆ ☆ ☆ ☆ ☆

Sömn
☆ ☆ ☆ ☆ ☆

Andra symtom	Utlösare	Hjälpåtgärder

Kommentarer

Smärtloggbok

Datum :-		Mån	Tis	Ons	Tor	Fre	Lør	Søn

Smärtområde

Start	Slut

Kroppsplats

Varaktighet		Framsida	Baksida
		Vänster	Höger

Svårighetsgrad									
1	2	3	4	5	6	7	8	9	10

Start	Slut

Kroppsplats

Varaktighet		Framsida	Baksida
		Vänster	Höger

Svårighetsgrad									
1	2	3	4	5	6	7	8	9	10

Start	Slut

Kroppsplats

Varaktighet		Framsida	Baksida
		Vänster	Höger

Energi
☆ ☆ ☆ ☆ ☆

Aktivitet
☆ ☆ ☆ ☆ ☆

Sömn
☆ ☆ ☆ ☆ ☆

Svårighetsgrad									
1	2	3	4	5	6	7	8	9	10

Andra symtom	Utlösare	Hjälpåtgärder

Kommentarer

Smärtloggbok

Datum :-	Mån	Tis	Ons	Tor	Fre	Lør	Søn

Smärtområde

Start	Slut
Varaktighet	

Kroppsplats	
Framsida	Baksida
Vänster	Höger

Svårighetsgrad										
1	2	3	4	5	6	7	8	9	10

Start	Slut
Varaktighet	

Kroppsplats	
Framsida	Baksida
Vänster	Höger

Svårighetsgrad										
1	2	3	4	5	6	7	8	9	10

Start	Slut
Varaktighet	

Kroppsplats	
Framsida	Baksida
Vänster	Höger

Energi
☆ ☆ ☆ ☆ ☆

Aktivitet
☆ ☆ ☆ ☆ ☆

Sömn
☆ ☆ ☆ ☆ ☆

Svårighetsgrad										
1	2	3	4	5	6	7	8	9	10

Andra symtom	Utlösare	Hjälpåtgärder

Kommentarer

Smärtloggbok

Datum :-		Mån	Tis	Ons	Tor	Fre	Lør	Søn

Smärtområde

Start	Slut

Varaktighet

Kroppsplats	
Framsida	Baksida
Vänster	Höger

Svårighetsgrad									
1	2	3	4	5	6	7	8	9	10

Start	Slut

Varaktighet

Kroppsplats	
Framsida	Baksida
Vänster	Höger

Svårighetsgrad									
1	2	3	4	5	6	7	8	9	10

Start	Slut

Varaktighet

Kroppsplats	
Framsida	Baksida
Vänster	Höger

Svårighetsgrad									
1	2	3	4	5	6	7	8	9	10

Energi
☆ ☆ ☆ ☆ ☆

Aktivitet
☆ ☆ ☆ ☆ ☆

Sömn
☆ ☆ ☆ ☆ ☆

Andra symtom	Utlösare	Hjälpåtgärder

Kommentarer

Smärtloggbok

Datum :-	Mån	Tis	Ons	Tor	Fre	Lør	Søn

Smärtområde

Start	Slut
Varaktighet	

Kroppsplats	
Framsida	Baksida
Vänster	Höger

Svårighetsgrad
1	2	3	4	5	6	7	8	9	10

Start	Slut
Varaktighet	

Kroppsplats	
Framsida	Baksida
Vänster	Höger

Svårighetsgrad
1	2	3	4	5	6	7	8	9	10

Start	Slut
Varaktighet	

Kroppsplats	
Framsida	Baksida
Vänster	Höger

Svårighetsgrad
1	2	3	4	5	6	7	8	9	10

Energi
☆ ☆ ☆ ☆ ☆

Aktivitet
☆ ☆ ☆ ☆ ☆

Sömn
☆ ☆ ☆ ☆ ☆

Andra symtom	Utlösare	Hjälpåtgärder

Kommentarer

Smärtloggbok

Datum :-		Mån	Tis	Ons	Tor	Fre	Lør	Søn

Smärtområde

Start	Slut
Varaktighet	

Kroppsplats	
Framsida	Baksida
Vänster	Höger

Svårighetsgrad										
1	2	3	4	5	6	7	8	9	10

Start	Slut
Varaktighet	

Kroppsplats	
Framsida	Baksida
Vänster	Höger

Svårighetsgrad										
1	2	3	4	5	6	7	8	9	10

Start	Slut
Varaktighet	

Kroppsplats	
Framsida	Baksida
Vänster	Höger

Svårighetsgrad										
1	2	3	4	5	6	7	8	9	10

Energi
☆ ☆ ☆ ☆

Aktivitet
☆ ☆ ☆ ☆

Sömn
☆ ☆ ☆ ☆

Andra symtom	Utlösare	Hjälpåtgärder

Kommentarer

Smärtloggbok

Datum :-	Mån	Tis	Ons	Tor	Fre	Lør	Søn

Smärtområde

Start	Slut
Varaktighet	

Kroppsplats	
Framsida	Baksida
Vänster	Höger

Svårighetsgrad										
1	2	3	4	5	6	7	8	9	10

Start	Slut
Varaktighet	

Kroppsplats	
Framsida	Baksida
Vänster	Höger

Svårighetsgrad										
1	2	3	4	5	6	7	8	9	10

Start	Slut
Varaktighet	

Kroppsplats	
Framsida	Baksida
Vänster	Höger

Energi
☆ ☆ ☆ ☆ ☆

Aktivitet
☆ ☆ ☆ ☆ ☆

Sömn
☆ ☆ ☆ ☆ ☆

Svårighetsgrad										
1	2	3	4	5	6	7	8	9	10

Andra symtom	Utlösare	Hjälpåtgärder

Kommentarer

Smärtloggbok

Datum :-		Mån	Tis	Ons	Tor	Fre	Lør	Søn

Smärtområde

Start	Slut

Varaktighet

Kroppsplats	
Framsida	Baksida
Vänster	Höger

Svårighetsgrad									
1	2	3	4	5	6	7	8	9	10

Start	Slut

Varaktighet

Kroppsplats	
Framsida	Baksida
Vänster	Höger

Svårighetsgrad									
1	2	3	4	5	6	7	8	9	10

Start	Slut

Varaktighet

Kroppsplats	
Framsida	Baksida
Vänster	Höger

Svårighetsgrad									
1	2	3	4	5	6	7	8	9	10

Energi
☆ ☆ ☆ ☆ ☆

Aktivitet
☆ ☆ ☆ ☆ ☆

Sömn
☆ ☆ ☆ ☆ ☆

Andra symtom	Utlösare	Hjälpåtgärder

Kommentarer

Smärtloggbok

Datum :-		Mån	Tis	Ons	Tor	Fre	Lør	Søn

Smärtområde

Start	Slut
Varaktighet	

Kroppsplats	
Framsida	Baksida
Vänster	Höger

Svårighetsgrad									
1	2	3	4	5	6	7	8	9	10

Start	Slut
Varaktighet	

Kroppsplats	
Framsida	Baksida
Vänster	Höger

Svårighetsgrad									
1	2	3	4	5	6	7	8	9	10

Start	Slut
Varaktighet	

Kroppsplats	
Framsida	Baksida
Vänster	Höger

Svårighetsgrad									
1	2	3	4	5	6	7	8	9	10

Energi
☆ ☆ ☆ ☆ ☆

Aktivitet
☆ ☆ ☆ ☆ ☆

Sömn
☆ ☆ ☆ ☆ ☆

Andra symtom	Utlösare	Hjälpåtgärder

Kommentarer

Smärtloggbok

Datum :-		Mån	Tis	Ons	Tor	Fre	Lør	Søn

Smärtområde

Start	Slut
Varaktighet	

Kroppsplats	
Framsida	Baksida
Vänster	Höger

Svårighetsgrad									
1	2	3	4	5	6	7	8	9	10

Start	Slut
Varaktighet	

Kroppsplats	
Framsida	Baksida
Vänster	Höger

Svårighetsgrad									
1	2	3	4	5	6	7	8	9	10

Start	Slut
Varaktighet	

Kroppsplats	
Framsida	Baksida
Vänster	Höger

Svårighetsgrad									
1	2	3	4	5	6	7	8	9	10

Energi
☆ ☆ ☆ ☆ ☆

Aktivitet
☆ ☆ ☆ ☆ ☆

Sömn
☆ ☆ ☆ ☆ ☆

Andra symtom	Utlösare	Hjälpåtgärder

Kommentarer

Smärtloggbok

Datum :-	Mån	Tis	Ons	Tor	Fre	Lør	Søn

Smärtområde

Pass 1
Start	Slut

Varaktighet

Kroppsplats	
Framsida	Baksida
Vänster	Höger

Svårighetsgrad

1	2	3	4	5	6	7	8	9	10

Pass 2
Start	Slut

Varaktighet

Kroppsplats	
Framsida	Baksida
Vänster	Höger

Svårighetsgrad

1	2	3	4	5	6	7	8	9	10

Pass 3
Start	Slut

Varaktighet

Kroppsplats	
Framsida	Baksida
Vänster	Höger

Svårighetsgrad

1	2	3	4	5	6	7	8	9	10

Energi
☆ ☆ ☆ ☆ ☆

Aktivitet
☆ ☆ ☆ ☆ ☆

Sömn
☆ ☆ ☆ ☆ ☆

Andra symtom	Utlösare	Hjälpåtgärder

Kommentarer

Smärtloggbok

Datum :-	Mån	Tis	Ons	Tor	Fre	Lør	Søn

Smärtområde

Start	Slut
Varaktighet	

Kroppsplats	
Framsida	Baksida
Vänster	Höger

Svårighetsgrad										
1	2	3	4	5	6	7	8	9	10	

Start	Slut
Varaktighet	

Kroppsplats	
Framsida	Baksida
Vänster	Höger

Svårighetsgrad										
1	2	3	4	5	6	7	8	9	10	

Start	Slut
Varaktighet	

Kroppsplats	
Framsida	Baksida
Vänster	Höger

Svårighetsgrad										
1	2	3	4	5	6	7	8	9	10	

Energi
☆ ☆ ☆ ☆ ☆

Aktivitet
☆ ☆ ☆ ☆ ☆

Sömn
☆ ☆ ☆ ☆ ☆

Andra symtom	Utlösare	Hjälpåtgärder

Kommentarer

Smärtloggbok

Datum :- | Mån | Tis | Ons | Tor | Fre | Lør | Søn |

Smärtområde

Start	Slut

Varaktighet

Kroppsplats

Framsida	Baksida
Vänster	Höger

Svårighetsgrad
1	2	3	4	5	6	7	8	9	10

Start	Slut

Varaktighet

Kroppsplats

Framsida	Baksida
Vänster	Höger

Svårighetsgrad
1	2	3	4	5	6	7	8	9	10

Start	Slut

Varaktighet

Kroppsplats

Framsida	Baksida
Vänster	Höger

Svårighetsgrad
1	2	3	4	5	6	7	8	9	10

Energi
☆ ☆ ☆ ☆ ☆

Aktivitet
☆ ☆ ☆ ☆ ☆

Sömn
☆ ☆ ☆ ☆ ☆

Andra symtom	Utlösare	Hjälpåtgärder

Kommentarer

Smärtloggbok

Datum :-	Mån	Tis	Ons	Tor	Fre	Lør	Søn

Smärtområde

Start	Slut

Varaktighet

Kroppsplats	
Framsida	Baksida
Vänster	Höger

Svårighetsgrad									
1	2	3	4	5	6	7	8	9	10

Start	Slut

Varaktighet

Kroppsplats	
Framsida	Baksida
Vänster	Höger

Svårighetsgrad									
1	2	3	4	5	6	7	8	9	10

Start	Slut

Varaktighet

Kroppsplats	
Framsida	Baksida
Vänster	Höger

Svårighetsgrad									
1	2	3	4	5	6	7	8	9	10

Energi
☆ ☆ ☆ ☆ ☆

Aktivitet
☆ ☆ ☆ ☆ ☆

Sömn
☆ ☆ ☆ ☆ ☆

Andra symtom	Utlösare	Hjälpåtgärder

Kommentarer

Smärtloggbok

Datum :-	Mån	Tis	Ons	Tor	Fre	Lør	Søn

Smärtområde

Start	Slut

Varaktighet

Kroppsplats	
Framsida	Baksida
Vänster	Höger

Svårighetsgrad									
1	2	3	4	5	6	7	8	9	10

Start	Slut

Varaktighet

Kroppsplats	
Framsida	Baksida
Vänster	Höger

Svårighetsgrad									
1	2	3	4	5	6	7	8	9	10

Start	Slut

Varaktighet

Kroppsplats	
Framsida	Baksida
Vänster	Höger

Svårighetsgrad									
1	2	3	4	5	6	7	8	9	10

Energi
☆ ☆ ☆ ☆ ☆

Aktivitet
☆ ☆ ☆ ☆ ☆

Sömn
☆ ☆ ☆ ☆ ☆

Andra symtom	Utlösare	Hjälpåtgärder

Kommentarer

Smärtloggbok

Datum :-	Mån	Tis	Ons	Tor	Fre	Lør	Søn

Smärtområde

Start	Slut

Varaktighet

Kroppsplats	
Framsida	Baksida
Vänster	Höger

Svårighetsgrad									
1	2	3	4	5	6	7	8	9	10

Start	Slut

Varaktighet

Kroppsplats	
Framsida	Baksida
Vänster	Höger

Svårighetsgrad									
1	2	3	4	5	6	7	8	9	10

Start	Slut

Varaktighet

Kroppsplats	
Framsida	Baksida
Vänster	Höger

Svårighetsgrad									
1	2	3	4	5	6	7	8	9	10

Energi
☆ ☆ ☆ ☆ ☆

Aktivitet
☆ ☆ ☆ ☆ ☆

Sömn
☆ ☆ ☆ ☆ ☆

Andra symtom	Utlösare	Hjälpåtgärder

Kommentarer

Smärtloggbok

Datum :- | Mån | Tis | Ons | Tor | Fre | Lør | Søn

Smärtområde

Start	Slut

Varaktighet

Kroppsplats	
Framsida	Baksida
Vänster	Höger

Svårighetsgrad									
1	2	3	4	5	6	7	8	9	10

Start	Slut

Varaktighet

Kroppsplats	
Framsida	Baksida
Vänster	Höger

Svårighetsgrad									
1	2	3	4	5	6	7	8	9	10

Start	Slut

Varaktighet

Kroppsplats	
Framsida	Baksida
Vänster	Höger

Svårighetsgrad									
1	2	3	4	5	6	7	8	9	10

Energi
☆ ☆ ☆ ☆ ☆

Aktivitet
☆ ☆ ☆ ☆ ☆

Sömn
☆ ☆ ☆ ☆ ☆

Andra symtom	Utlösare	Hjälpåtgärder

Kommentarer

Smärtloggbok

Datum :-		Mån	Tis	Ons	Tor	Fre	Lør	Søn

Smärtområde

Start	Slut

Varaktighet	

Kroppsplats	
Framsida	Baksida
Vänster	Höger

Svårighetsgrad									
1	2	3	4	5	6	7	8	9	10

Start	Slut

Varaktighet	

Kroppsplats	
Framsida	Baksida
Vänster	Höger

Svårighetsgrad									
1	2	3	4	5	6	7	8	9	10

Energi
☆ ☆ ☆ ☆ ☆

Aktivitet
☆ ☆ ☆ ☆ ☆

Sömn
☆ ☆ ☆ ☆ ☆

Start	Slut

Varaktighet	

Kroppsplats	
Framsida	Baksida
Vänster	Höger

Svårighetsgrad									
1	2	3	4	5	6	7	8	9	10

Andra symtom	Utlösare	Hjälpåtgärder

Kommentarer

Smärtloggbok

Datum :-	Mån	Tis	Ons	Tor	Fre	Lør	Søn

Smärtområde

Start	Slut

Varaktighet

Kroppsplats	
Framsida	Baksida
Vänster	Höger

Svårighetsgrad									
1	2	3	4	5	6	7	8	9	10

Start	Slut

Varaktighet

Kroppsplats	
Framsida	Baksida
Vänster	Höger

Svårighetsgrad									
1	2	3	4	5	6	7	8	9	10

Energi
☆ ☆ ☆ ☆ ☆

Aktivitet
☆ ☆ ☆ ☆ ☆

Sömn
☆ ☆ ☆ ☆ ☆

Start	Slut

Varaktighet

Kroppsplats	
Framsida	Baksida
Vänster	Höger

Svårighetsgrad									
1	2	3	4	5	6	7	8	9	10

Andra symtom	Utlösare	Hjälpåtgärder

Kommentarer

Smärtloggbok

Datum :-		Mån	Tis	Ons	Tor	Fre	Lør	Søn

Smärtområde

Start	Slut		Kroppsplats	
Varaktighet			Framsida	Baksida
			Vänster	Höger

Svårighetsgrad									
1	2	3	4	5	6	7	8	9	10

Start	Slut		Kroppsplats	
Varaktighet			Framsida	Baksida
			Vänster	Höger

Svårighetsgrad									
1	2	3	4	5	6	7	8	9	10

Start	Slut		Kroppsplats	
Varaktighet			Framsida	Baksida
			Vänster	Höger

Svårighetsgrad									
1	2	3	4	5	6	7	8	9	10

Energi
☆ ☆ ☆ ☆

Aktivitet
☆ ☆ ☆ ☆

Sömn
☆ ☆ ☆ ☆

Andra symtom	Utlösare	Hjälpåtgärder

Kommentarer

Smärtloggbok

Datum :-	Mån	Tis	Ons	Tor	Fre	Lør	Søn

Smärtområde

Start	Slut

Varaktighet

Kroppsplats	
Framsida	Baksida
Vänster	Höger

Svårighetsgrad
1	2	3	4	5	6	7	8	9	10

Start	Slut

Varaktighet

Kroppsplats	
Framsida	Baksida
Vänster	Höger

Svårighetsgrad
1	2	3	4	5	6	7	8	9	10

Start	Slut

Varaktighet

Kroppsplats	
Framsida	Baksida
Vänster	Höger

Svårighetsgrad
1	2	3	4	5	6	7	8	9	10

Energi
☆ ☆ ☆ ☆ ☆

Aktivitet
☆ ☆ ☆ ☆ ☆

Sömn
☆ ☆ ☆ ☆ ☆

Andra symtom	Utlösare	Hjälpåtgärder

Kommentarer

Smärtloggbok

Datum :-	Mån	Tis	Ons	Tor	Fre	Lør	Søn

Smärtområde

Start	Slut
Varaktighet	

Kroppsplats	
Framsida	Baksida
Vänster	Höger

Svårighetsgrad									
1	2	3	4	5	6	7	8	9	10

Start	Slut
Varaktighet	

Kroppsplats	
Framsida	Baksida
Vänster	Höger

Svårighetsgrad									
1	2	3	4	5	6	7	8	9	10

Start	Slut
Varaktighet	

Kroppsplats	
Framsida	Baksida
Vänster	Höger

Svårighetsgrad									
1	2	3	4	5	6	7	8	9	10

Energi
☆ ☆ ☆ ☆ ☆

Aktivitet
☆ ☆ ☆ ☆ ☆

Sömn
☆ ☆ ☆ ☆ ☆

Andra symtom	Utlösare	Hjälpåtgärder

Kommentarer

Smärtloggbok

Datum :-	Mån	Tis	Ons	Tor	Fre	Lør	Søn

Smärtområde

Start	Slut
Varaktighet	

Kroppsplats	
Framsida	Baksida
Vänster	Höger

Svårighetsgrad									
1	2	3	4	5	6	7	8	9	10

Start	Slut
Varaktighet	

Kroppsplats	
Framsida	Baksida
Vänster	Höger

Svårighetsgrad									
1	2	3	4	5	6	7	8	9	10

Energi
☆ ☆ ☆ ☆ ☆

Aktivitet
☆ ☆ ☆ ☆ ☆

Sömn
☆ ☆ ☆ ☆ ☆

Start	Slut
Varaktighet	

Kroppsplats	
Framsida	Baksida
Vänster	Höger

Svårighetsgrad									
1	2	3	4	5	6	7	8	9	10

Andra symtom	Utlösare	Hjälpåtgärder

Kommentarer

Smärtloggbok

Datum :-		Mån	Tis	Ons	Tor	Fre	Lør	Søn

Smärtområde

Start	Slut
Varaktighet	

Kroppsplats	
Framsida	Baksida
Vänster	Höger

Svårighetsgrad									
1	2	3	4	5	6	7	8	9	10

Start	Slut
Varaktighet	

Kroppsplats	
Framsida	Baksida
Vänster	Höger

Svårighetsgrad									
1	2	3	4	5	6	7	8	9	10

Start	Slut
Varaktighet	

Kroppsplats	
Framsida	Baksida
Vänster	Höger

Svårighetsgrad									
1	2	3	4	5	6	7	8	9	10

Energi
☆ ☆ ☆ ☆ ☆

Aktivitet
☆ ☆ ☆ ☆ ☆

Sömn
☆ ☆ ☆ ☆ ☆

Andra symtom	Utlösare	Hjälpåtgärder

Kommentarer

Smärtloggbok

Datum :-	Mån	Tis	Ons	Tor	Fre	Lør	Søn

Smärtområde

Start	Slut
Varaktighet	

Kroppsplats	
Framsida	Baksida
Vänster	Höger

Svårighetsgrad									
1	2	3	4	5	6	7	8	9	10

Start	Slut
Varaktighet	

Kroppsplats	
Framsida	Baksida
Vänster	Höger

Svårighetsgrad									
1	2	3	4	5	6	7	8	9	10

Energi
☆ ☆ ☆ ☆ ☆

Aktivitet
☆ ☆ ☆ ☆ ☆

Sömn
☆ ☆ ☆ ☆ ☆

Start	Slut
Varaktighet	

Kroppsplats	
Framsida	Baksida
Vänster	Höger

Svårighetsgrad									
1	2	3	4	5	6	7	8	9	10

Andra symtom	Utlösare	Hjälpåtgärder

Kommentarer

Smärtloggbok

Datum :-		Mån	Tis	Ons	Tor	Fre	Lør	Søn

Smärtområde

Start	Slut

Varaktighet

Kroppsplats	
Framsida	Baksida
Vänster	Höger

Svårighetsgrad									
1	2	3	4	5	6	7	8	9	10

Start	Slut

Varaktighet

Kroppsplats	
Framsida	Baksida
Vänster	Höger

Svårighetsgrad									
1	2	3	4	5	6	7	8	9	10

Start	Slut

Varaktighet

Kroppsplats	
Framsida	Baksida
Vänster	Höger

Svårighetsgrad									
1	2	3	4	5	6	7	8	9	10

Energi
☆ ☆ ☆ ☆ ☆

Aktivitet
☆ ☆ ☆ ☆ ☆

Sömn
☆ ☆ ☆ ☆ ☆

Andra symtom	Utlösare	Hjälpåtgärder

Kommentarer

Smärtloggbok

Datum :-	Mån	Tis	Ons	Tor	Fre	Lør	Søn

Smärtområde

Start	Slut		Kroppsplats	
Varaktighet			Framsida	Baksida
			Vänster	Höger

Svårighetsgrad									
1	2	3	4	5	6	7	8	9	10

Start	Slut		Kroppsplats	
Varaktighet			Framsida	Baksida
			Vänster	Höger

Svårighetsgrad									
1	2	3	4	5	6	7	8	9	10

Start	Slut		Kroppsplats	
Varaktighet			Framsida	Baksida
			Vänster	Höger

Svårighetsgrad									
1	2	3	4	5	6	7	8	9	10

Energi
☆ ☆ ☆ ☆ ☆

Aktivitet
☆ ☆ ☆ ☆ ☆

Sömn
☆ ☆ ☆ ☆ ☆

Andra symtom	Utlösare	Hjälpåtgärder

Kommentarer

Smärtloggbok

Datum :-		Mån	Tis	Ons	Tor	Fre	Lør	Søn

Smärtområde

Start	Slut
Varaktighet	

Kroppsplats	
Framsida	Baksida
Vänster	Höger

Svårighetsgrad										
1	2	3	4	5	6	7	8	9	10	

Start	Slut
Varaktighet	

Kroppsplats	
Framsida	Baksida
Vänster	Höger

Svårighetsgrad										
1	2	3	4	5	6	7	8	9	10	

Start	Slut
Varaktighet	

Kroppsplats	
Framsida	Baksida
Vänster	Höger

Svårighetsgrad										
1	2	3	4	5	6	7	8	9	10	

Energi
☆ ☆ ☆ ☆

Aktivitet
☆ ☆ ☆ ☆

Sömn
☆ ☆ ☆ ☆

Andra symtom	Utlösare	Hjälpåtgärder

Kommentarer

Smärtloggbok

Datum :-	Mån	Tis	Ons	Tor	Fre	Lør	Søn

Smärtområde

Start	Slut

Varaktighet

Kroppsplats	
Framsida	Baksida
Vänster	Höger

Svårighetsgrad
1	2	3	4	5	6	7	8	9	10

Start	Slut

Varaktighet

Kroppsplats	
Framsida	Baksida
Vänster	Höger

Svårighetsgrad
1	2	3	4	5	6	7	8	9	10

Start	Slut

Varaktighet

Kroppsplats	
Framsida	Baksida
Vänster	Höger

Svårighetsgrad
1	2	3	4	5	6	7	8	9	10

Energi
☆ ☆ ☆ ☆ ☆

Aktivitet
☆ ☆ ☆ ☆ ☆

Sömn
☆ ☆ ☆ ☆ ☆

Andra symtom	Utlösare	Hjälpåtgärder

Kommentarer

Smärtloggbok

Datum :-		Mån	Tis	Ons	Tor	Fre	Lør	Søn

Smärtområde

Start	Slut
Varaktighet	

Kroppsplats	
Framsida	Baksida
Vänster	Höger

Svårighetsgrad										
1	2	3	4	5	6	7	8	9	10	

Start	Slut
Varaktighet	

Kroppsplats	
Framsida	Baksida
Vänster	Höger

Svårighetsgrad										
1	2	3	4	5	6	7	8	9	10	

Start	Slut
Varaktighet	

Kroppsplats	
Framsida	Baksida
Vänster	Höger

Svårighetsgrad										
1	2	3	4	5	6	7	8	9	10	

Energi
☆ ☆ ☆ ☆ ☆

Aktivitet
☆ ☆ ☆ ☆ ☆

Sömn
☆ ☆ ☆ ☆ ☆

Andra symtom	Utlösare	Hjälpåtgärder

Kommentarer

Smärtloggbok

Datum :- | Mån | Tis | Ons | Tor | Fre | Lør | Søn

Smärtområde

Start | Slut
Varaktighet

Kroppsplats
| Framsida | Baksida |
| Vänster | Höger |

Svårighetsgrad
| 1 | 2 | 3 | 4 | 5 | 6 | 7 | 8 | 9 | 10 |

Start | Slut
Varaktighet

Kroppsplats
| Framsida | Baksida |
| Vänster | Höger |

Svårighetsgrad
| 1 | 2 | 3 | 4 | 5 | 6 | 7 | 8 | 9 | 10 |

Start | Slut
Varaktighet

Kroppsplats
| Framsida | Baksida |
| Vänster | Höger |

Svårighetsgrad
| 1 | 2 | 3 | 4 | 5 | 6 | 7 | 8 | 9 | 10 |

Energi
☆ ☆ ☆ ☆ ☆

Aktivitet
☆ ☆ ☆ ☆ ☆

Sömn
☆ ☆ ☆ ☆ ☆

Andra symtom	Utlösare	Hjälpåtgärder

Kommentarer

Smärtloggbok

Datum :-	Mån	Tis	Ons	Tor	Fre	Lør	Søn

Smärtområde

Start	Slut

Varaktighet

Kroppsplats	
Framsida	Baksida
Vänster	Höger

Svårighetsgrad									
1	2	3	4	5	6	7	8	9	10

Start	Slut

Varaktighet

Kroppsplats	
Framsida	Baksida
Vänster	Höger

Svårighetsgrad									
1	2	3	4	5	6	7	8	9	10

Start	Slut

Varaktighet

Kroppsplats	
Framsida	Baksida
Vänster	Höger

Svårighetsgrad									
1	2	3	4	5	6	7	8	9	10

Energi
☆ ☆ ☆ ☆ ☆

Aktivitet
☆ ☆ ☆ ☆ ☆

Sömn
☆ ☆ ☆ ☆ ☆

Andra symtom	Utlösare	Hjälpåtgärder

Kommentarer

Smärtloggbok

Datum :-	Mån	Tis	Ons	Tor	Fre	Lør	Søn

Smärtområde

Start	Slut		Kroppsplats	
Varaktighet			Framsida	Baksida
			Vänster	Höger

Svårighetsgrad									
1	2	3	4	5	6	7	8	9	10

Start	Slut		Kroppsplats	
Varaktighet			Framsida	Baksida
			Vänster	Höger

Svårighetsgrad									
1	2	3	4	5	6	7	8	9	10

Start	Slut		Kroppsplats	
Varaktighet			Framsida	Baksida
			Vänster	Höger

Svårighetsgrad									
1	2	3	4	5	6	7	8	9	10

Energi
☆ ☆ ☆ ☆ ☆

Aktivitet
☆ ☆ ☆ ☆ ☆

Sömn
☆ ☆ ☆ ☆ ☆

Andra symtom	Utlösare	Hjälpåtgärder

Kommentarer

Smärtloggbok

Datum :-	Mån	Tis	Ons	Tor	Fre	Lør	Søn

Smärtområde

Start	Slut

Varaktighet

Kroppsplats	
Framsida	Baksida
Vänster	Höger

Svårighetsgrad									
1	2	3	4	5	6	7	8	9	10

Start	Slut

Varaktighet

Kroppsplats	
Framsida	Baksida
Vänster	Höger

Svårighetsgrad									
1	2	3	4	5	6	7	8	9	10

Start	Slut

Varaktighet

Kroppsplats	
Framsida	Baksida
Vänster	Höger

Svårighetsgrad									
1	2	3	4	5	6	7	8	9	10

Energi
☆ ☆ ☆ ☆

Aktivitet
☆ ☆ ☆ ☆

Sömn
☆ ☆ ☆ ☆

Andra symtom	Utlösare	Hjälpåtgärder

Kommentarer

Smärtloggbok

Datum :-	Mån	Tis	Ons	Tor	Fre	Lør	Søn

Smärtområde

Start	Slut
Varaktighet	

Kroppsplats	
Framsida	Baksida
Vänster	Höger

Svårighetsgrad									
1	2	3	4	5	6	7	8	9	10

Start	Slut
Varaktighet	

Kroppsplats	
Framsida	Baksida
Vänster	Höger

Svårighetsgrad									
1	2	3	4	5	6	7	8	9	10

Start	Slut
Varaktighet	

Kroppsplats	
Framsida	Baksida
Vänster	Höger

Svårighetsgrad									
1	2	3	4	5	6	7	8	9	10

Energi
☆ ☆ ☆ ☆ ☆

Aktivitet
☆ ☆ ☆ ☆ ☆

Sömn
☆ ☆ ☆ ☆ ☆

Andra symtom	Utlösare	Hjälpåtgärder

Kommentarer

Smärtloggbok

Datum :-	Mån	Tis	Ons	Tor	Fre	Lør	Søn

Smärtområde

Start	Slut

Varaktighet

Kroppsplats	
Framsida	Baksida
Vänster	Höger

Svårighetsgrad									
1	2	3	4	5	6	7	8	9	10

Start	Slut

Varaktighet

Kroppsplats	
Framsida	Baksida
Vänster	Höger

Svårighetsgrad									
1	2	3	4	5	6	7	8	9	10

Start	Slut

Varaktighet

Kroppsplats	
Framsida	Baksida
Vänster	Höger

Svårighetsgrad									
1	2	3	4	5	6	7	8	9	10

Energi
☆ ☆ ☆ ☆ ☆

Aktivitet
☆ ☆ ☆ ☆ ☆

Sömn
☆ ☆ ☆ ☆ ☆

Andra symtom	Utlösare	Hjälpåtgärder

Kommentarer

Smärtloggbok

Datum :-

Mån	Tis	Ons	Tor	Fre	Lør	Søn

Smärtområde

Start	Slut

Varaktighet

Kroppsplats

Framsida	Baksida
Vänster	Höger

Svårighetsgrad									
1	2	3	4	5	6	7	8	9	10

Start	Slut

Varaktighet

Kroppsplats

Framsida	Baksida
Vänster	Höger

Svårighetsgrad									
1	2	3	4	5	6	7	8	9	10

Start	Slut

Varaktighet

Kroppsplats

Framsida	Baksida
Vänster	Höger

Svårighetsgrad									
1	2	3	4	5	6	7	8	9	10

Energi
☆ ☆ ☆ ☆ ☆

Aktivitet
☆ ☆ ☆ ☆ ☆

Sömn
☆ ☆ ☆ ☆ ☆

Andra symtom	Utlösare	Hjälpåtgärder

Kommentarer

Smärtloggbok

Datum :-		Mån	Tis	Ons	Tor	Fre	Lør	Søn

Smärtområde

Start	Slut

Varaktighet

Kroppsplats	
Framsida	Baksida
Vänster	Höger

Svårighetsgrad									
1	2	3	4	5	6	7	8	9	10

Start	Slut

Varaktighet

Kroppsplats	
Framsida	Baksida
Vänster	Höger

Svårighetsgrad									
1	2	3	4	5	6	7	8	9	10

Start	Slut

Varaktighet

Kroppsplats	
Framsida	Baksida
Vänster	Höger

Svårighetsgrad									
1	2	3	4	5	6	7	8	9	10

Energi
☆ ☆ ☆ ☆

Aktivitet
☆ ☆ ☆ ☆

Sömn
☆ ☆ ☆ ☆

Andra symtom	Utlösare	Hjälpåtgärder

Kommentarer

Smärtloggbok

Datum :-	Mån	Tis	Ons	Tor	Fre	Lør	Søn

Smärtområde

Start	Slut

Varaktighet	

Kroppsplats	
Framsida	Baksida
Vänster	Höger

Svårighetsgrad
1	2	3	4	5	6	7	8	9	10

Start	Slut

Varaktighet	

Kroppsplats	
Framsida	Baksida
Vänster	Höger

Svårighetsgrad
1	2	3	4	5	6	7	8	9	10

Start	Slut

Varaktighet	

Kroppsplats	
Framsida	Baksida
Vänster	Höger

Svårighetsgrad
1	2	3	4	5	6	7	8	9	10

Energi
☆ ☆ ☆ ☆ ☆

Aktivitet
☆ ☆ ☆ ☆ ☆

Sömn
☆ ☆ ☆ ☆ ☆

Andra symtom	Utlösare	Hjälpåtgärder

Kommentarer

Smärtloggbok

Datum :-		Mån	Tis	Ons	Tor	Fre	Lør	Søn

Smärtområde

Start	Slut
Varaktighet	

Kroppsplats	
Framsida	Baksida
Vänster	Höger

Svårighetsgrad									
1	2	3	4	5	6	7	8	9	10

Start	Slut
Varaktighet	

Kroppsplats	
Framsida	Baksida
Vänster	Höger

Svårighetsgrad									
1	2	3	4	5	6	7	8	9	10

Start	Slut
Varaktighet	

Kroppsplats	
Framsida	Baksida
Vänster	Höger

Svårighetsgrad									
1	2	3	4	5	6	7	8	9	10

Energi
☆ ☆ ☆ ☆

Aktivitet
☆ ☆ ☆ ☆

Sömn
☆ ☆ ☆ ☆

Andra symtom	Utlösare	Hjälpåtgärder

Kommentarer

Smärtloggbok

Datum :-		Mån	Tis	Ons	Tor	Fre	Lør	Søn

Smärtområde

Start	Slut

Varaktighet

Kroppsplats

Framsida	Baksida
Vänster	Höger

Svårighetsgrad									
1	2	3	4	5	6	7	8	9	10

Start	Slut

Varaktighet

Kroppsplats

Framsida	Baksida
Vänster	Höger

Svårighetsgrad									
1	2	3	4	5	6	7	8	9	10

Energi
☆ ☆ ☆ ☆ ☆

Aktivitet
☆ ☆ ☆ ☆ ☆

Sömn
☆ ☆ ☆ ☆ ☆

Start	Slut

Varaktighet

Kroppsplats

Framsida	Baksida
Vänster	Höger

Svårighetsgrad									
1	2	3	4	5	6	7	8	9	10

Andra symtom	Utlösare	Hjälpåtgärder

Kommentarer

Smärtloggbok

Datum :-	Mån	Tis	Ons	Tor	Fre	Lør	Søn

Smärtområde

Start	Slut
Varaktighet	

Kroppsplats	
Framsida	Baksida
Vänster	Höger

Svårighetsgrad										
1	2	3	4	5	6	7	8	9	10	

Start	Slut
Varaktighet	

Kroppsplats	
Framsida	Baksida
Vänster	Höger

Svårighetsgrad										
1	2	3	4	5	6	7	8	9	10	

Start	Slut
Varaktighet	

Kroppsplats	
Framsida	Baksida
Vänster	Höger

Svårighetsgrad										
1	2	3	4	5	6	7	8	9	10	

Energi
☆ ☆ ☆ ☆ ☆

Aktivitet
☆ ☆ ☆ ☆ ☆

Sömn
☆ ☆ ☆ ☆ ☆

Andra symtom	Utlösare	Hjälpåtgärder

Kommentarer

Smärtloggbok

Datum :-	Mån	Tis	Ons	Tor	Fre	Lør	Søn

Smärtområde

Start	Slut

Varaktighet

Kroppsplats	
Framsida	Baksida
Vänster	Höger

Svårighetsgrad									
1	2	3	4	5	6	7	8	9	10

Start	Slut

Varaktighet

Kroppsplats	
Framsida	Baksida
Vänster	Höger

Svårighetsgrad									
1	2	3	4	5	6	7	8	9	10

Start	Slut

Varaktighet

Kroppsplats	
Framsida	Baksida
Vänster	Höger

Svårighetsgrad									
1	2	3	4	5	6	7	8	9	10

Energi
☆ ☆ ☆ ☆ ☆

Aktivitet
☆ ☆ ☆ ☆ ☆

Sömn
☆ ☆ ☆ ☆ ☆

Andra symtom	Utlösare	Hjälpåtgärder

Kommentarer

Smärtloggbok

Datum :-	Mån	Tis	Ons	Tor	Fre	Lør	Søn

Smärtområde

Start	Slut
Varaktighet	

Kroppsplats	
Framsida	Baksida
Vänster	Höger

Svårighetsgrad										
1	2	3	4	5	6	7	8	9	10	

Start	Slut
Varaktighet	

Kroppsplats	
Framsida	Baksida
Vänster	Höger

Svårighetsgrad										
1	2	3	4	5	6	7	8	9	10	

Start	Slut
Varaktighet	

Kroppsplats	
Framsida	Baksida
Vänster	Höger

Svårighetsgrad										
1	2	3	4	5	6	7	8	9	10	

Energi
☆ ☆ ☆ ☆

Aktivitet
☆ ☆ ☆ ☆

Sömn
☆ ☆ ☆ ☆

Andra symtom	Utlösare	Hjälpåtgärder

Kommentarer

Smärtloggbok

Datum :-		Mån	Tis	Ons	Tor	Fre	Lør	Søn

Smärtområde

Start	Slut

Varaktighet

Kroppsplats	
Framsida	Baksida
Vänster	Höger

Svårighetsgrad										
1	2	3	4	5	6	7	8	9	10	

Start	Slut

Varaktighet

Kroppsplats	
Framsida	Baksida
Vänster	Höger

Svårighetsgrad										
1	2	3	4	5	6	7	8	9	10	

Start	Slut

Varaktighet

Kroppsplats	
Framsida	Baksida
Vänster	Höger

Svårighetsgrad										
1	2	3	4	5	6	7	8	9	10	

Energi
☆ ☆ ☆ ☆ ☆

Aktivitet
☆ ☆ ☆ ☆ ☆

Sömn
☆ ☆ ☆ ☆ ☆

Andra symtom	Utlösare	Hjälpåtgärder

Kommentarer

Smärtloggbok

Datum :-		Mån	Tis	Ons	Tor	Fre	Lør	Søn

Smärtområde

Start	Slut

Varaktighet

Kroppsplats	
Framsida	Baksida
Vänster	Höger

Svårighetsgrad									
1	2	3	4	5	6	7	8	9	10

Start	Slut

Varaktighet

Kroppsplats	
Framsida	Baksida
Vänster	Höger

Svårighetsgrad									
1	2	3	4	5	6	7	8	9	10

Start	Slut

Varaktighet

Kroppsplats	
Framsida	Baksida
Vänster	Höger

Svårighetsgrad									
1	2	3	4	5	6	7	8	9	10

Energi
☆ ☆ ☆ ☆

Aktivitet
☆ ☆ ☆ ☆

Sömn
☆ ☆ ☆ ☆

Andra symtom	Utlösare	Hjälpåtgärder

Kommentarer

Smärtloggbok

Datum :-		Mån	Tis	Ons	Tor	Fre	Lør	Søn

Smärtområde

Start	Slut
Varaktighet	

Kroppsplats	
Framsida	Baksida
Vänster	Höger

Svårighetsgrad									
1	2	3	4	5	6	7	8	9	10

Start	Slut
Varaktighet	

Kroppsplats	
Framsida	Baksida
Vänster	Höger

Svårighetsgrad									
1	2	3	4	5	6	7	8	9	10

Start	Slut
Varaktighet	

Kroppsplats	
Framsida	Baksida
Vänster	Höger

Svårighetsgrad									
1	2	3	4	5	6	7	8	9	10

Energi
☆ ☆ ☆ ☆ ☆

Aktivitet
☆ ☆ ☆ ☆ ☆

Sömn
☆ ☆ ☆ ☆ ☆

Andra symtom	Utlösare	Hjälpåtgärder

Kommentarer

Smärtloggbok

Datum :-	Mån	Tis	Ons	Tor	Fre	Lør	Søn

Smärtområde

Start	Slut		Kroppsplats	
Varaktighet			Framsida	Baksida
			Vänster	Höger

Svårighetsgrad									
1	2	3	4	5	6	7	8	9	10

Start	Slut		Kroppsplats	
Varaktighet			Framsida	Baksida
			Vänster	Höger

Svårighetsgrad									
1	2	3	4	5	6	7	8	9	10

Start	Slut		Kroppsplats	
Varaktighet			Framsida	Baksida
			Vänster	Höger

Svårighetsgrad									
1	2	3	4	5	6	7	8	9	10

Energi
☆ ☆ ☆ ☆ ☆

Aktivitet
☆ ☆ ☆ ☆ ☆

Sömn
☆ ☆ ☆ ☆ ☆

Andra symtom	Utlösare	Hjälpåtgärder

Kommentarer

Smärtloggbok

Datum :-	Mån	Tis	Ons	Tor	Fre	Lør	Søn

Smärtområde

Start	Slut

Varaktighet

Kroppsplats	
Framsida	Baksida
Vänster	Höger

Svårighetsgrad									
1	2	3	4	5	6	7	8	9	10

Start	Slut

Varaktighet

Kroppsplats	
Framsida	Baksida
Vänster	Höger

Svårighetsgrad									
1	2	3	4	5	6	7	8	9	10

Energi
☆ ☆ ☆ ☆ ☆

Aktivitet
☆ ☆ ☆ ☆ ☆

Sömn
☆ ☆ ☆ ☆ ☆

Start	Slut

Varaktighet

Kroppsplats	
Framsida	Baksida
Vänster	Höger

Svårighetsgrad									
1	2	3	4	5	6	7	8	9	10

Andra symtom	Utlösare	Hjälpåtgärder

Kommentarer

Smärtloggbok

Datum :-		Mån	Tis	Ons	Tor	Fre	Lør	Søn

Smärtområde

Start	Slut
Varaktighet	

Kroppsplats	
Framsida	Baksida
Vänster	Höger

Svårighetsgrad									
1	2	3	4	5	6	7	8	9	10

Start	Slut
Varaktighet	

Kroppsplats	
Framsida	Baksida
Vänster	Höger

Svårighetsgrad									
1	2	3	4	5	6	7	8	9	10

Start	Slut
Varaktighet	

Kroppsplats	
Framsida	Baksida
Vänster	Höger

Energi
☆ ☆ ☆ ☆ ☆

Aktivitet
☆ ☆ ☆ ☆ ☆

Sömn
☆ ☆ ☆ ☆ ☆

Svårighetsgrad									
1	2	3	4	5	6	7	8	9	10

Andra symtom	Utlösare	Hjälpåtgärder

Kommentarer

Smärtloggbok

Datum :-	Mån	Tis	Ons	Tor	Fre	Lør	Søn

Smärtområde

Pass 1

Start	Slut

Varaktighet

Kroppsplats	
Framsida	Baksida
Vänster	Höger

Svårighetsgrad									
1	2	3	4	5	6	7	8	9	10

Pass 2

Start	Slut

Varaktighet

Kroppsplats	
Framsida	Baksida
Vänster	Höger

Svårighetsgrad									
1	2	3	4	5	6	7	8	9	10

Pass 3

Start	Slut

Varaktighet

Kroppsplats	
Framsida	Baksida
Vänster	Höger

Svårighetsgrad									
1	2	3	4	5	6	7	8	9	10

Energi
☆ ☆ ☆ ☆ ☆

Aktivitet
☆ ☆ ☆ ☆ ☆

Sömn
☆ ☆ ☆ ☆ ☆

Andra symtom	Utlösare	Hjälpåtgärder

Kommentarer

Smärtloggbok

Datum :-	Mån	Tis	Ons	Tor	Fre	Lør	Søn

Smärtområde

Start	Slut		Kroppsplats	
Varaktighet			Framsida	Baksida
			Vänster	Höger

Svårighetsgrad									
1	2	3	4	5	6	7	8	9	10

Start	Slut		Kroppsplats	
Varaktighet			Framsida	Baksida
			Vänster	Höger

Svårighetsgrad									
1	2	3	4	5	6	7	8	9	10

Start	Slut		Kroppsplats	
Varaktighet			Framsida	Baksida
			Vänster	Höger

Svårighetsgrad									
1	2	3	4	5	6	7	8	9	10

Energi
☆ ☆ ☆ ☆

Aktivitet
☆ ☆ ☆ ☆

Sömn
☆ ☆ ☆ ☆

Andra symtom	Utlösare	Hjälpåtgärder

Kommentarer

Smärtloggbok

Datum :-	Mån	Tis	Ons	Tor	Fre	Lør	Søn

Smärtområde

Start	Slut

Varaktighet

Kroppsplats	
Framsida	Baksida
Vänster	Höger

Svårighetsgrad

1	2	3	4	5	6	7	8	9	10

Start	Slut

Varaktighet

Kroppsplats	
Framsida	Baksida
Vänster	Höger

Svårighetsgrad

1	2	3	4	5	6	7	8	9	10

Start	Slut

Varaktighet

Kroppsplats	
Framsida	Baksida
Vänster	Höger

Svårighetsgrad

1	2	3	4	5	6	7	8	9	10

Energi
☆ ☆ ☆ ☆ ☆

Aktivitet
☆ ☆ ☆ ☆ ☆

Sömn
☆ ☆ ☆ ☆ ☆

Andra symtom	Utlösare	Hjälpåtgärder

Kommentarer

Smärtloggbok

Datum :-	Mån	Tis	Ons	Tor	Fre	Lør	Søn

Smärtområde

Start	Slut		Kroppsplats	
Varaktighet			Framsida	Baksida
			Vänster	Höger

Svårighetsgrad									
1	2	3	4	5	6	7	8	9	10

Start	Slut		Kroppsplats	
Varaktighet			Framsida	Baksida
			Vänster	Höger

Svårighetsgrad									
1	2	3	4	5	6	7	8	9	10

Start	Slut		Kroppsplats	
Varaktighet			Framsida	Baksida
			Vänster	Höger

Svårighetsgrad									
1	2	3	4	5	6	7	8	9	10

Energi
☆ ☆ ☆ ☆ ☆

Aktivitet
☆ ☆ ☆ ☆ ☆

Sömn
☆ ☆ ☆ ☆ ☆

Andra symtom	Utlösare	Hjälpåtgärder

Kommentarer

Smärtloggbok

Datum :-	Mån	Tis	Ons	Tor	Fre	Lør	Søn

Smärtområde

Start	Slut

Varaktighet

Kroppsplats	
Framsida	Baksida
Vänster	Höger

Svårighetsgrad									
1	2	3	4	5	6	7	8	9	10

Start	Slut

Varaktighet

Kroppsplats	
Framsida	Baksida
Vänster	Höger

Svårighetsgrad									
1	2	3	4	5	6	7	8	9	10

Start	Slut

Varaktighet

Kroppsplats	
Framsida	Baksida
Vänster	Höger

Svårighetsgrad									
1	2	3	4	5	6	7	8	9	10

Energi
☆ ☆ ☆ ☆ ☆

Aktivitet
☆ ☆ ☆ ☆ ☆

Sömn
☆ ☆ ☆ ☆ ☆

Andra symtom	Utlösare	Hjälpåtgärder

Kommentarer

Smärtloggbok

Datum :-		Mån	Tis	Ons	Tor	Fre	Lør	Søn

Smärtområde

Start	Slut

Varaktighet

Kroppsplats	
Framsida	Baksida
Vänster	Höger

Svårighetsgrad									
1	2	3	4	5	6	7	8	9	10

Start	Slut

Varaktighet

Kroppsplats	
Framsida	Baksida
Vänster	Höger

Svårighetsgrad									
1	2	3	4	5	6	7	8	9	10

Start	Slut

Varaktighet

Kroppsplats	
Framsida	Baksida
Vänster	Höger

Svårighetsgrad									
1	2	3	4	5	6	7	8	9	10

Energi
☆ ☆ ☆ ☆

Aktivitet
☆ ☆ ☆ ☆

Sömn
☆ ☆ ☆ ☆

Andra symtom	Utlösare	Hjälpåtgärder

Kommentarer

Smärtloggbok

Datum :-	Mån	Tis	Ons	Tor	Fre	Lør	Søn

Smärtområde	Start	Slut	Kroppsplats	
	Varaktighet		Framsida	Baksida
			Vänster	Höger

Svårighetsgrad									
1	2	3	4	5	6	7	8	9	10

Start	Slut	Kroppsplats	
Varaktighet		Framsida	Baksida
		Vänster	Höger

Svårighetsgrad									
1	2	3	4	5	6	7	8	9	10

Start	Slut	Kroppsplats	
Varaktighet		Framsida	Baksida
		Vänster	Höger

Energi
☆ ☆ ☆ ☆ ☆

Aktivitet
☆ ☆ ☆ ☆ ☆

Sömn
☆ ☆ ☆ ☆ ☆

Svårighetsgrad									
1	2	3	4	5	6	7	8	9	10

Andra symtom	Utlösare	Hjälpåtgärder

Kommentarer

Smärtloggbok

Datum :-		Mån	Tis	Ons	Tor	Fre	Lør	Søn

Smärtområde

Start	Slut

Varaktighet

Kroppsplats	
Framsida	Baksida
Vänster	Höger

Svårighetsgrad									
1	2	3	4	5	6	7	8	9	10

Start	Slut

Varaktighet

Kroppsplats	
Framsida	Baksida
Vänster	Höger

Svårighetsgrad									
1	2	3	4	5	6	7	8	9	10

Start	Slut

Varaktighet

Kroppsplats	
Framsida	Baksida
Vänster	Höger

Svårighetsgrad									
1	2	3	4	5	6	7	8	9	10

Energi
☆ ☆ ☆ ☆ ☆

Aktivitet
☆ ☆ ☆ ☆ ☆

Sömn
☆ ☆ ☆ ☆ ☆

Andra symtom	Utlösare	Hjälpåtgärder

Kommentarer

Smärtloggbok

Datum :-		Mån	Tis	Ons	Tor	Fre	Lør	Søn

Smärtområde

Start	Slut

Varaktighet

Kroppsplats	
Framsida	Baksida
Vänster	Höger

Svårighetsgrad									
1	2	3	4	5	6	7	8	9	10

Start	Slut

Varaktighet

Kroppsplats	
Framsida	Baksida
Vänster	Höger

Svårighetsgrad									
1	2	3	4	5	6	7	8	9	10

Start	Slut

Varaktighet

Kroppsplats	
Framsida	Baksida
Vänster	Höger

Svårighetsgrad									
1	2	3	4	5	6	7	8	9	10

Energi
☆ ☆ ☆ ☆ ☆

Aktivitet
☆ ☆ ☆ ☆ ☆

Sömn
☆ ☆ ☆ ☆ ☆

Andra symtom	Utlösare	Hjälpåtgärder

Kommentarer

Smärtloggbok

Datum :-		Mån	Tis	Ons	Tor	Fre	Lør	Søn

Smärtområde

Start	Slut
Varaktighet	

Kroppsplats	
Framsida	Baksida
Vänster	Höger

Svårighetsgrad									
1	2	3	4	5	6	7	8	9	10

Start	Slut
Varaktighet	

Kroppsplats	
Framsida	Baksida
Vänster	Höger

Svårighetsgrad									
1	2	3	4	5	6	7	8	9	10

Start	Slut
Varaktighet	

Kroppsplats	
Framsida	Baksida
Vänster	Höger

Svårighetsgrad									
1	2	3	4	5	6	7	8	9	10

Energi
☆ ☆ ☆ ☆ ☆

Aktivitet
☆ ☆ ☆ ☆ ☆

Sömn
☆ ☆ ☆ ☆ ☆

Andra symtom	Utlösare	Hjälpåtgärder

Kommentarer

Smärtloggbok

Datum :-	Mån	Tis	Ons	Tor	Fre	Lør	Søn

Smärtområde

Start	Slut

Varaktighet

Kroppsplats
Framsida	Baksida
Vänster	Höger

Svårighetsgrad									
1	2	3	4	5	6	7	8	9	10

Start	Slut

Varaktighet

Kroppsplats
Framsida	Baksida
Vänster	Höger

Svårighetsgrad									
1	2	3	4	5	6	7	8	9	10

Start	Slut

Varaktighet

Kroppsplats
Framsida	Baksida
Vänster	Höger

Svårighetsgrad									
1	2	3	4	5	6	7	8	9	10

Energi
☆ ☆ ☆ ☆ ☆

Aktivitet
☆ ☆ ☆ ☆ ☆

Sömn
☆ ☆ ☆ ☆ ☆

Andra symtom	Utlösare	Hjälpåtgärder

Kommentarer

Smärtloggbok

Datum :-		Mån	Tis	Ons	Tor	Fre	Lør	Søn

Smärtområde

Start	Slut

Varaktighet

Kroppsplats	
Framsida	Baksida
Vänster	Höger

Svårighetsgrad									
1	2	3	4	5	6	7	8	9	10

Start	Slut

Varaktighet

Kroppsplats	
Framsida	Baksida
Vänster	Höger

Svårighetsgrad									
1	2	3	4	5	6	7	8	9	10

Start	Slut

Varaktighet

Kroppsplats	
Framsida	Baksida
Vänster	Höger

Svårighetsgrad									
1	2	3	4	5	6	7	8	9	10

Energi
☆ ☆ ☆ ☆ ☆

Aktivitet
☆ ☆ ☆ ☆ ☆

Sömn
☆ ☆ ☆ ☆ ☆

Andra symtom	Utlösare	Hjälpåtgärder

Kommentarer

Smärtloggbok

Datum :-	Mån	Tis	Ons	Tor	Fre	Lør	Søn

Smärtområde

Start	Slut		Kroppsplats	
Varaktighet			Framsida	Baksida
			Vänster	Höger

Svårighetsgrad									
1	2	3	4	5	6	7	8	9	10

Start	Slut		Kroppsplats	
Varaktighet			Framsida	Baksida
			Vänster	Höger

Svårighetsgrad									
1	2	3	4	5	6	7	8	9	10

Start	Slut		Kroppsplats	
Varaktighet			Framsida	Baksida
			Vänster	Höger

Svårighetsgrad									
1	2	3	4	5	6	7	8	9	10

Energi
☆ ☆ ☆ ☆ ☆

Aktivitet
☆ ☆ ☆ ☆ ☆

Sömn
☆ ☆ ☆ ☆ ☆

Andra symtom	Utlösare	Hjälpåtgärder

Kommentarer

Smärtloggbok

Datum :-		Mån	Tis	Ons	Tor	Fre	Lør	Søn

Smärtområde

Start	Slut

Varaktighet

Kroppsplats	
Framsida	Baksida
Vänster	Höger

Svårighetsgrad									
1	2	3	4	5	6	7	8	9	10

Start	Slut

Varaktighet

Kroppsplats	
Framsida	Baksida
Vänster	Höger

Svårighetsgrad									
1	2	3	4	5	6	7	8	9	10

Start	Slut

Varaktighet

Kroppsplats	
Framsida	Baksida
Vänster	Höger

Svårighetsgrad									
1	2	3	4	5	6	7	8	9	10

Energi
☆ ☆ ☆ ☆

Aktivitet
☆ ☆ ☆ ☆

Sömn
☆ ☆ ☆ ☆ ☆

Andra symtom	Utlösare	Hjälpåtgärder

Kommentarer

Smärtloggbok

Datum :- | Mån | Tis | Ons | Tor | Fre | Lør | Søn |

Smärtområde

Start	Slut
Varaktighet	

Kroppsplats	
Framsida	Baksida
Vänster	Höger

Svårighetsgrad
1	2	3	4	5	6	7	8	9	10

Start	Slut
Varaktighet	

Kroppsplats	
Framsida	Baksida
Vänster	Höger

Svårighetsgrad
1	2	3	4	5	6	7	8	9	10

Start	Slut
Varaktighet	

Kroppsplats	
Framsida	Baksida
Vänster	Höger

Svårighetsgrad
1	2	3	4	5	6	7	8	9	10

Energi
☆ ☆ ☆ ☆ ☆

Aktivitet
☆ ☆ ☆ ☆ ☆

Sömn
☆ ☆ ☆ ☆ ☆

Andra symtom	Utlösare	Hjälpåtgärder

Kommentarer

Smärtloggbok

Datum :-	Mån	Tis	Ons	Tor	Fre	Lør	Søn

Smärtområde

Start	Slut
Varaktighet	

Kroppsplats	
Framsida	Baksida
Vänster	Höger

Svårighetsgrad									
1	2	3	4	5	6	7	8	9	10

Start	Slut
Varaktighet	

Kroppsplats	
Framsida	Baksida
Vänster	Höger

Svårighetsgrad									
1	2	3	4	5	6	7	8	9	10

Start	Slut
Varaktighet	

Kroppsplats	
Framsida	Baksida
Vänster	Höger

Svårighetsgrad									
1	2	3	4	5	6	7	8	9	10

Energi
☆ ☆ ☆ ☆ ☆

Aktivitet
☆ ☆ ☆ ☆ ☆

Sömn
☆ ☆ ☆ ☆ ☆

Andra symtom	Utlösare	Hjälpåtgärder

Kommentarer

Smärtloggbok

Datum :-	Mån	Tis	Ons	Tor	Fre	Lør	Søn

Smärtområde

Start	Slut
Varaktighet	

Kroppsplats	
Framsida	Baksida
Vänster	Höger

Svårighetsgrad										
1	2	3	4	5	6	7	8	9	10	

Start	Slut
Varaktighet	

Kroppsplats	
Framsida	Baksida
Vänster	Höger

Svårighetsgrad										
1	2	3	4	5	6	7	8	9	10	

Start	Slut
Varaktighet	

Kroppsplats	
Framsida	Baksida
Vänster	Höger

Energi
☆ ☆ ☆ ☆ ☆

Aktivitet
☆ ☆ ☆ ☆ ☆

Sömn
☆ ☆ ☆ ☆ ☆

Svårighetsgrad										
1	2	3	4	5	6	7	8	9	10	

Andra symtom	Utlösare	Hjälpåtgärder

Kommentarer

Smärtloggbok

Datum :-	Mån	Tis	Ons	Tor	Fre	Lør	Søn

Smärtområde

Pass 1

Start	Slut
Varaktighet	

Kroppsplats	
Framsida	Baksida
Vänster	Höger

Svårighetsgrad									
1	2	3	4	5	6	7	8	9	10

Pass 2

Start	Slut
Varaktighet	

Kroppsplats	
Framsida	Baksida
Vänster	Höger

Svårighetsgrad									
1	2	3	4	5	6	7	8	9	10

Pass 3

Start	Slut
Varaktighet	

Kroppsplats	
Framsida	Baksida
Vänster	Höger

Svårighetsgrad									
1	2	3	4	5	6	7	8	9	10

Energi
☆ ☆ ☆ ☆ ☆

Aktivitet
☆ ☆ ☆ ☆ ☆

Sömn
☆ ☆ ☆ ☆ ☆

Andra symtom	Utlösare	Hjälpåtgärder

Kommentarer

Smärtloggbok

Datum :-		Mån	Tis	Ons	Tor	Fre	Lør	Søn

Smärtområde

Start	Slut
Varaktighet	

Kroppsplats	
Framsida	Baksida
Vänster	Höger

Svårighetsgrad									
1	2	3	4	5	6	7	8	9	10

Start	Slut
Varaktighet	

Kroppsplats	
Framsida	Baksida
Vänster	Höger

Svårighetsgrad									
1	2	3	4	5	6	7	8	9	10

Start	Slut
Varaktighet	

Kroppsplats	
Framsida	Baksida
Vänster	Höger

Svårighetsgrad									
1	2	3	4	5	6	7	8	9	10

Energi
☆ ☆ ☆ ☆ ☆

Aktivitet
☆ ☆ ☆ ☆ ☆

Sömn
☆ ☆ ☆ ☆ ☆

Andra symtom	Utlösare	Hjälpåtgärder

Kommentarer

Smärtloggbok

Datum :-		Mån	Tis	Ons	Tor	Fre	Lør	Søn

Smärtområde

Start	Slut
Varaktighet	

Kroppsplats	
Framsida	Baksida
Vänster	Höger

Svårighetsgrad									
1	2	3	4	5	6	7	8	9	10

Start	Slut
Varaktighet	

Kroppsplats	
Framsida	Baksida
Vänster	Höger

Svårighetsgrad									
1	2	3	4	5	6	7	8	9	10

Start	Slut
Varaktighet	

Kroppsplats	
Framsida	Baksida
Vänster	Höger

Svårighetsgrad									
1	2	3	4	5	6	7	8	9	10

Energi
☆ ☆ ☆ ☆

Aktivitet
☆ ☆ ☆ ☆

Sömn
☆ ☆ ☆ ☆

Andra symtom	Utlösare	Hjälpåtgärder

Kommentarer

Smärtloggbok

Datum :-	Mån	Tis	Ons	Tor	Fre	Lør	Søn

Smärtområde

Start	Slut

Varaktighet

Kroppsplats	
Framsida	Baksida
Vänster	Höger

Svårighetsgrad

1	2	3	4	5	6	7	8	9	10

Start	Slut

Varaktighet

Kroppsplats	
Framsida	Baksida
Vänster	Höger

Svårighetsgrad

1	2	3	4	5	6	7	8	9	10

Energi
☆ ☆ ☆ ☆ ☆

Aktivitet
☆ ☆ ☆ ☆ ☆

Sömn
☆ ☆ ☆ ☆ ☆

Start	Slut

Varaktighet

Kroppsplats	
Framsida	Baksida
Vänster	Höger

Svårighetsgrad

1	2	3	4	5	6	7	8	9	10

Andra symtom	Utlösare	Hjälpåtgärder

Kommentarer

Smärtloggbok

Datum :-		Mån	Tis	Ons	Tor	Fre	Lør	Søn

Smärtområde

Start	Slut
Varaktighet	

Kroppsplats	
Framsida	Baksida
Vänster	Höger

Svårighetsgrad									
1	2	3	4	5	6	7	8	9	10

Start	Slut
Varaktighet	

Kroppsplats	
Framsida	Baksida
Vänster	Höger

Svårighetsgrad									
1	2	3	4	5	6	7	8	9	10

Start	Slut
Varaktighet	

Kroppsplats	
Framsida	Baksida
Vänster	Höger

Svårighetsgrad									
1	2	3	4	5	6	7	8	9	10

Energi
☆ ☆ ☆ ☆ ☆

Aktivitet
☆ ☆ ☆ ☆ ☆

Sömn
☆ ☆ ☆ ☆ ☆

Andra symtom	Utlösare	Hjälpåtgärder

Kommentarer

Smärtloggbok

Datum :-	Mån	Tis	Ons	Tor	Fre	Lør	Søn

Smärtområde

Start	Slut

Varaktighet

Kroppsplats	
Framsida	Baksida
Vänster	Höger

Svårighetsgrad									
1	2	3	4	5	6	7	8	9	10

Start	Slut

Varaktighet

Kroppsplats	
Framsida	Baksida
Vänster	Höger

Svårighetsgrad									
1	2	3	4	5	6	7	8	9	10

Energi
☆ ☆ ☆ ☆ ☆

Aktivitet
☆ ☆ ☆ ☆ ☆

Sömn
☆ ☆ ☆ ☆ ☆

Start	Slut

Varaktighet

Kroppsplats	
Framsida	Baksida
Vänster	Höger

Svårighetsgrad									
1	2	3	4	5	6	7	8	9	10

Andra symtom	Utlösare	Hjälpåtgärder

Kommentarer

Smärtloggbok

Datum :-	Mån	Tis	Ons	Tor	Fre	Lør	Søn

Smärtområde

Start	Slut
Varaktighet	

Kroppsplats	
Framsida	Baksida
Vänster	Höger

Svårighetsgrad										
1	2	3	4	5	6	7	8	9	10	

Start	Slut
Varaktighet	

Kroppsplats	
Framsida	Baksida
Vänster	Höger

Svårighetsgrad										
1	2	3	4	5	6	7	8	9	10	

Start	Slut
Varaktighet	

Kroppsplats	
Framsida	Baksida
Vänster	Höger

Svårighetsgrad										
1	2	3	4	5	6	7	8	9	10	

Energi
☆ ☆ ☆ ☆ ☆

Aktivitet
☆ ☆ ☆ ☆ ☆

Sömn
☆ ☆ ☆ ☆ ☆

Andra symtom	Utlösare	Hjälpåtgärder

Kommentarer

Smärtloggbok

Datum :-	Mån	Tis	Ons	Tor	Fre	Lør	Søn

Smärtområde

Start	Slut
Varaktighet	

Kroppsplats	
Framsida	Baksida
Vänster	Höger

Svårighetsgrad									
1	2	3	4	5	6	7	8	9	10

Start	Slut
Varaktighet	

Kroppsplats	
Framsida	Baksida
Vänster	Höger

Svårighetsgrad									
1	2	3	4	5	6	7	8	9	10

Start	Slut
Varaktighet	

Kroppsplats	
Framsida	Baksida
Vänster	Höger

Svårighetsgrad									
1	2	3	4	5	6	7	8	9	10

Energi
☆ ☆ ☆ ☆ ☆

Aktivitet
☆ ☆ ☆ ☆ ☆

Sömn
☆ ☆ ☆ ☆ ☆

Andra symtom	Utlösare	Hjälpåtgärder

Kommentarer

Smärtloggbok

Datum :-	Mån	Tis	Ons	Tor	Fre	Lør	Søn

Smärtområde

Start	Slut
Varaktighet	

Kroppsplats	
Framsida	Baksida
Vänster	Höger

Svårighetsgrad									
1	2	3	4	5	6	7	8	9	10

Start	Slut
Varaktighet	

Kroppsplats	
Framsida	Baksida
Vänster	Höger

Svårighetsgrad									
1	2	3	4	5	6	7	8	9	10

Start	Slut
Varaktighet	

Kroppsplats	
Framsida	Baksida
Vänster	Höger

Svårighetsgrad									
1	2	3	4	5	6	7	8	9	10

Energi
☆ ☆ ☆ ☆ ☆

Aktivitet
☆ ☆ ☆ ☆ ☆

Sömn
☆ ☆ ☆ ☆ ☆

Andra symtom	Utlösare	Hjälpåtgärder

Kommentarer

Smärtloggbok

Datum :-	Mån	Tis	Ons	Tor	Fre	Lør	Søn

Smärtområde

Start	Slut

Varaktighet

Kroppsplats	
Framsida	Baksida
Vänster	Höger

Svårighetsgrad
1	2	3	4	5	6	7	8	9	10

Start	Slut

Varaktighet

Kroppsplats	
Framsida	Baksida
Vänster	Höger

Svårighetsgrad
1	2	3	4	5	6	7	8	9	10

Energi
☆ ☆ ☆ ☆ ☆

Aktivitet
☆ ☆ ☆ ☆ ☆

Sömn
☆ ☆ ☆ ☆ ☆

Start	Slut

Varaktighet

Kroppsplats	
Framsida	Baksida
Vänster	Höger

Svårighetsgrad
1	2	3	4	5	6	7	8	9	10

Andra symtom	Utlösare	Hjälpåtgärder

Kommentarer